Ursula und Michaela Mohr

999 Tipps und Tricks für Ihre Gesundheit

Weltbild

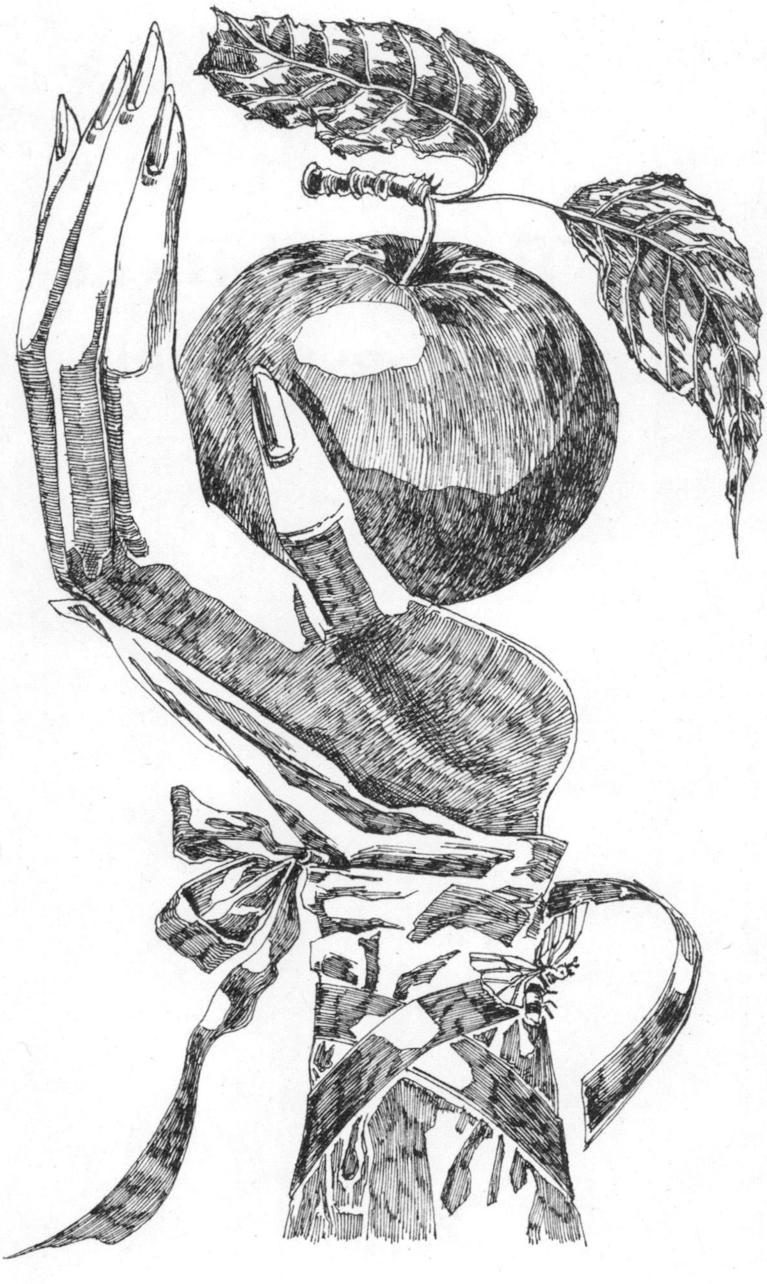

Inhalt

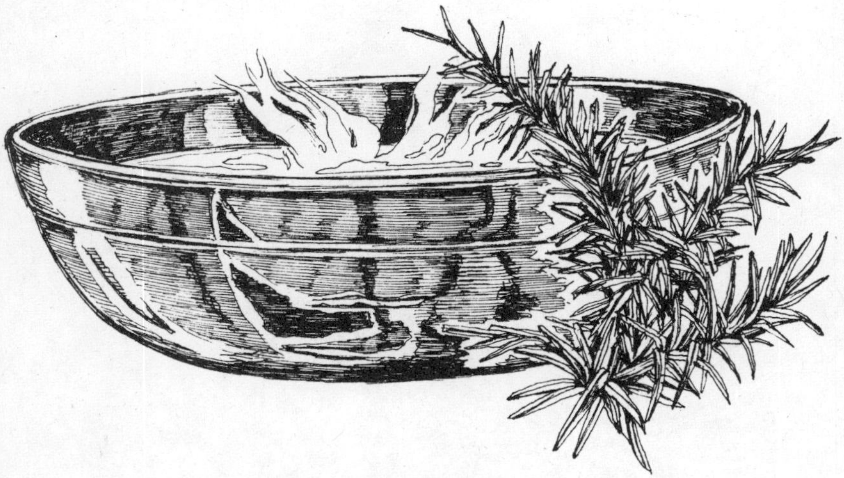

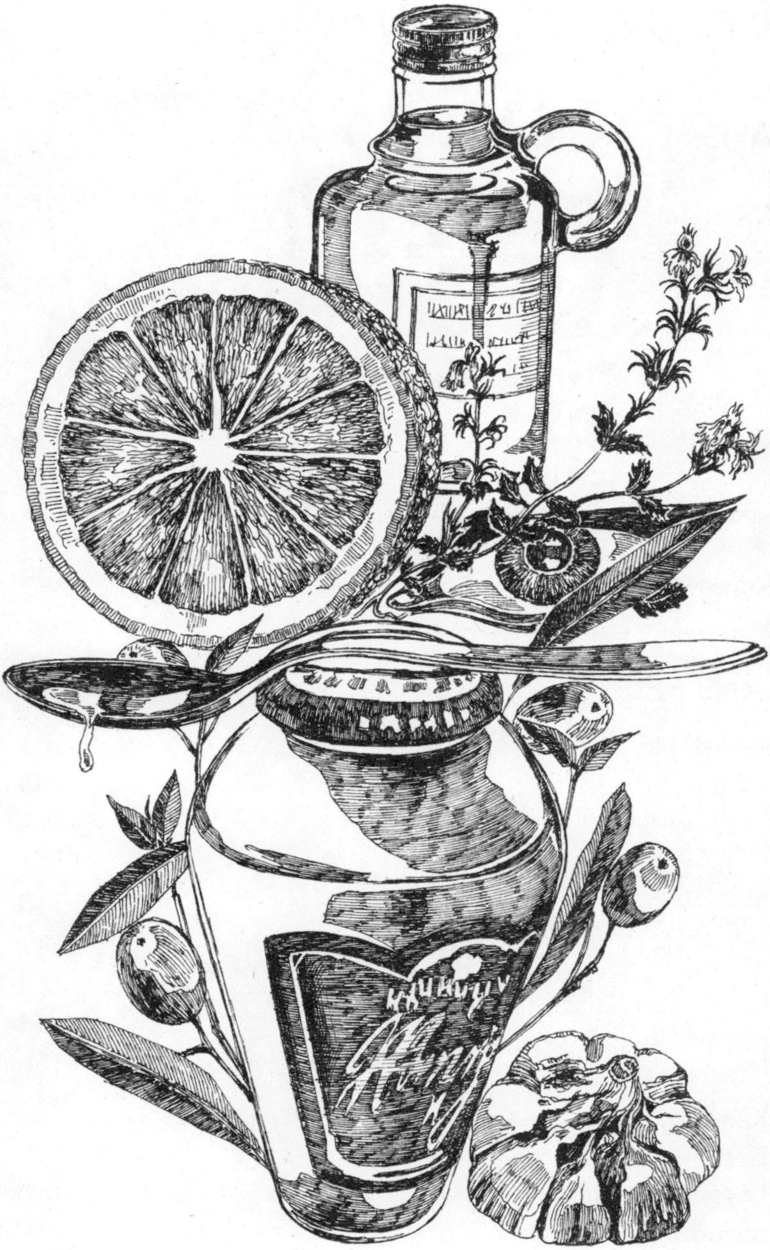

Gesundheit von A bis Z

Akne

Diese Hauterkrankung ist meist hormonell bedingt und tritt häufig bei Jugendlichen in der Pubertät, seltener im Erwachsenenalter auf. Die Neigung zu Mitessern, Pickeln und Pusteln kann allerdings auch genetisch bedingt sein.

Hygiene

Wenn Sie unter Akne leiden, kann sorgfältige Hygiene den Krankheitsverlauf mildern. Wechseln Sie sehr häufig Handtücher und Waschhandschuhe, die nur Sie benutzen sollten.

Sonnenbad

Höhensonne kann bei Akne heilsam sein. Meiden Sie aber Sonnenbäder, da die Haut durch die Schweißbildung feucht wird. Die verstopften Gänge der Talgdrüsen können nach innen aufquellen und weitere Entzündungen hervorrufen.

Heilerde

Heilerdepackungen können lindernd wirken. Drei Esslöffel Heilerde werden mit etwas warmem Wasser verrührt. Anschließend wird der Brei auf die Haut aufgetragen. Bei Gesichtspackungen muss die Augenpartie großflächig ausgespart werden. Nach etwa zwanzig Minuten kann die getrocknete Heilerde mit viel warmem Wasser abgewaschen werden.

Kamille

Kamille wirkt durch ihr ätherisches Öl entzündungshemmend. Legen Sie mehrmals täglich mit warmem Kamillentee getränkte Baumwollkompressen auf die betroffenen Stellen.

Reinigung

Waschen Sie Ihre Haut am besten mit einer naturbelassenen Seife, und verwenden Sie nur eine Feuchtigkeitscreme, die frei ist von Konservierungsstoffen.

Dampfbad

Drücken Sie Mitesser und Pickel nicht gewaltsam aus, um Narben zu vermeiden. Nach einem Dampfbad mit Lavendel- oder Kamillenöl lassen sich die Mitesser leicht entfernen. Anschließend können die Stellen mit Teebaumöl betupft werden.

Ernährung

Eine gesunde Ernährungsweise ist dem allgemeinen Gesundheitszustand förderlich. Eine vitaminreiche Kost mit viel frischem Obst und Gemüse sowie zinkhaltige Nahrung wie Erdnüsse, Vollkornprodukte und Hülsenfrüchte können sich günstig auf die Haut auswirken.

Pflege

Die Haut schützt unseren Körper vor schädlichen Umwelteinflüssen. Sie sollten sie immer mit entsprechenden Pflegemitteln behandeln, um diese Funktion aufrecht zu erhalten.

Urin

Wenn Sie sich überwinden können, behandeln Sie Akne im Gesicht mit einem Urindampfbad. Zwei Teile heißes Wasser und ein Teil frischer Urin werden in eine Schüssel gefüllt. Halten Sie Ihr Gesicht über die aufsteigenden Dämpfe.

Teebaumöl

Das reine ätherische Öl wirkt desinfizierend. Betupfen Sie Hautunreinheiten mit dem unverdünnten Öl. Sie können auch Lavendelöl verwenden, da es ähnliche Eigenschaften zeigt.

Arthritis

Eine der ältesten und bekanntesten Krankheiten ist die Gelenkentzündung, Arthritis genannt. Wahrscheinlich sind bakterielle Infektionen nach Verletzungen und genetisch bedingte Voraussetzungen die Ursache dieser weltweit verbreiteten Krankheit. Wenn sich die Gelenke warm anfühlen, Sie unter leichten Schmerzen leiden und eine erhöhte Temperatur haben, ist dies ein Anzeichen für eine ernstere Erkrankung. Konsultieren Sie deshalb einen Arzt.

Bewegung

Wenn Sie unter Arthritis leiden, sollten Sie regelmäßig Sport treiben. Mit Schwimmen und Radfahren können Sie Ihre Gelenke stärken und Ihre Muskeln kräftigen. Verzichten Sie auf Sportarten wie Squash oder Tischtennis, die Ihre Gelenke übermäßig beanspruchen. Wenn Sie joggen, sollten Sie das Laufen auf Waldboden vorziehen und spezielle Laufschuhe mit weich gepolsterter Sohle tragen, um harte Stöße abzufangen.

Bäder

Bewegungsbäder in warmem Wasser sind schmerzlindernd und kräftigen die Muskulatur. Begeben Sie sich vor allem anfangs unter fachliche Anleitung; später können Sie die Übungen auch allein durchführen.

Ernährung

Stellen Sie Ihre Ernährungsgewohnheiten um. Schränken Sie Ihren Konsum an tierischem Fett und fettem Fleisch ein. Setzen Sie dafür möglichst oft Fischgerichte auf Ihren Speiseplan – einmal pro Woche Fisch sollte die Regel sein. Besonders Makrelen, Heringe und Kabeljau enthalten die entzündungshemmenden Omega-3-Fettsäuren.

Gewicht reduzieren

Bauen Sie überflüssige Pfunde ab. Das entlastet die Gelenke und macht sie weniger anfällig für Entzündungen. Kurzzeitiges Fasten kann manchmal bei Gelenkentzündungen zu einer überraschenden Besserung führen.

Kupfer

Kupfermangel können Sie durch das Tragen eines Kupferarmbands beheben. Über die Haut gelangen kleinste Mengen des lebensnotwendigen Spurenelementes in den Körper.

Vitamin C

Arthritiskranken fehlt oft Vitamin C. Essen Sie daher viel frisches Obst, grünes Blattgemüse und Karotten. Auch mit Säften von Kiwi, Grapefruit, Sanddorn, Zitrone, Orange und Holunder können Sie den Vitaminmangel ausgleichen.

Kalter Wickel

Ein sehr einfaches und wirkungsvolles Mittel bei entzündlichen Gelenkbeschwerden ist ein mit kaltem Wasser getränktes Baumwolltuch. Es wird um das betroffene Gelenk gewickelt und mit einem trockenen Tuch abgedeckt. Die Auflage kann nach Bedarf viertelstündlich erneuert werden.

Quarkwickel

Bei entzündlichen Gelenkschwellungen kann ein Quarkumschlag lindernd wirken. Sie können die heilende Wirkung noch verstärken, wenn Sie unter 100 Gramm Speisequark 50 Tropfen Australisches Teebaumöl mischen. Verteilen Sie die Masse gleichmäßig auf dem betroffenen Gelenk, und legen Sie ein trockenes Leinentuch darüber. Nach einer halben Stunde kann die getrocknete Quarkauflage mit reichlich lauwarmem Wasser abgewaschen werden.

Arthrose

Besonders ab dem 50. Lebensjahr leiden viele Menschen unter Arthrose. Durch Veranlagung, übermäßige Belastung im Beruf oder beim Sport und wiederholte Verletzungen können aber auch jüngere Menschen von der Abnutzungs- und Verschleißerscheinung der Gelenke betroffen sein.

Ursachen

Rheuma, Diabetes, unfallbedingte Verletzungen und angeborene Fehlstellungen können die Ursache einer Arthrose sein. Schon im Säuglings- und Kleinkindalter sollte daher jede Fehlstellung orthopädisch behandelt und wenn nötig durch einen Eingriff korrigiert werden.

Gewicht reduzieren

Übergewicht kann zu Arthrose führen und die Heilung dieser Krankheit fast unmöglich machen. Versuchen Sie, durch langfristige Diät und Bewegung Ihr Normalgewicht zu erreichen und konsequent zu halten.

Ernährung

Eine ausgewogene Ernährung kann den Krankheitsverlauf günstig beeinflussen. Ersetzen Sie Fleisch, insbesondere Schweinefleisch, durch Seefisch- oder Geflügelgerichte. Ebenso sollten Sie viel Sauerkraut, Salat, Gemüse und Obst zu sich nehmen. Der Alkohol- und Nikotingenuss sollte weitgehend eingeschränkt werden.

Bäder

Bei chronischer Arthrose sind Bewegungsbäder im warmen Wasser meist wohltuend. Besonders Schwefel- und Kohlensäurebäder wirken schmerzlindernd und entspannend.

Einreibungen

Äußerlich kann eine Anwendung mit Rizinusöl, Majoranöl, Franzbranntwein oder Rosmarinöl wirksam sein. Reiben Sie mehrmals täglich mit einem dieser für Sie angenehmen Mittel die betroffenen Körperpartien ein.

Bewegung

Geschwollene Gelenke sind ein Anzeichen dafür, dass sie viel zu sehr beansprucht wurden. Wenn Sie eine sitzende Tätigkeit ausüben, sollten Sie immer wieder Pausen einlegen. Ebenso schädigend kann langes Stehen sein. Durch regelmäßigen Sport werden dagegen die Muskeln gekräftigt, und damit wiederum entlasten Sie die Gelenke.

Heilkräuter

Einen Liter Tee sollten Arthrosepatienten täglich mindestens trinken. Sehr geeignet ist eine Teemischung zu gleichen Teilen aus Bohnenschalen, Brennnesseln und Zinnkraut.

Wickel

Drei Hand voll Fichtennadeln werden in zwei Liter Wasser zum Sieden gebracht. Nach etwa einer Viertelstunde kann der Sud abgeseiht und für den Wickel verwendet werden. Tauchen Sie ein Baumwoll- oder Leinentuch in den Absud, wringen Sie es aus, und wickeln Sie es um das schmerzende Gelenk. Decken Sie den Wickel mit einem trockenen Tuch und einem Wolltuch ab. Wenn der Wickel abkühlt, können Sie ihn entfernen. Der Absud lässt sich ebenso für ein Vollbad verwenden.

Erdbeerblätter

Übergießen Sie zwei Teelöffel junge Walderdbeerblätter mit einem Viertelliter kochendem Wasser. Nach zehn Minuten wird der Tee abgeseiht. Trinken Sie dreimal täglich eine Tasse.

Asthma

Diese Krankheit kann viele Ursachen haben. Daher gehört der Betroffene unbedingt in ärztliche Behandlung. Der Arzt verschreibt unter anderem ein Notfallmedikament, das der Asthmatiker wegen der Erstickungsgefahr bei einer plötzlichen Atemnotattacke immer in greifbarer Nähe haben sollte.

Klima

Aufenthalte im so genannten Reizklima von Hochgebirge und Meer schaffen Asthmatikern Erleichterung und können eine Heilung einleiten.

Isländisch-Moos

Isländisch-Moos hat eine antibiotische und schleimlösende Wirkung. Ein Teelöffel des Krauts wird mit einer Tasse Wasser aufgekocht. Nach zehn Minuten kann der Tee abgeseiht werden.

Alant

Die Alantwurzel besitzt eine schleimlösende Wirkung und kann vielseitig bei Asthma eingesetzt werden. Die Wurzelstückchen können als Tee zubereitet oder in Milch gekocht werden.

Witterung

Als Asthmatiker sollten Sie sich bei feuchtkalter Witterung nicht im Freien aufhalten; ansonsten schützen Sie Mund und Nase mit einem Tuch, damit die eingeatmete Luft feucht und warm ist.

Brustwickel

Schleimlösend und auswurffördernd wirkt ein heißer Brustwickel. Für eine stärkere Wirkung kann der Oberkörper zuvor mit ätherischen Ölen eingerieben werden. Kalte Brustwickel wirken entzündungshemmend und schmerzlindernd.

Augenschmerzen

Viele Menschen leiden sehr häufig unter Augenbeschwerden wie Tränen, Brennen, Rötung oder dem Gefühl, einen Fremdkörper im Auge zu haben. Wenn zugleich Sehstörungen auftreten, sollte immer ein Arzt aufgesucht werden. Bei leichteren Beschwerden können manche der bewährten Hausmittel heilend wirken.

Vorbeugung

Wenn Sie sehr häufig am Computer arbeiten, sollten Sie stündlich eine kleine Pause einlegen. Durch den konzentrierten Blick auf den Bildschirm wird der Lidschlag seltener. Dann brennen oder jucken die Augen und werden nicht genügend mit Tränenflüssigkeit versorgt. Wenn Sie sehr empfindliche Augen haben, sollten Sie nicht ständig Kontaktlinsen tragen.

Kartoffelauflage

Sind die Augenlider durch langes Weinen geschwollen, so hilft eine Kartoffelauflage. Reiben Sie drei rohe geschälte Kartoffeln sehr fein. Streichen Sie den möglichst kühlen Kartoffelbrei auf ein kleines Baumwolltuch, und decken Sie die geschwollenen Lider mit dem Brei ab. Die Auflage kann immer wieder erneuert werden, bis die Beschwerden abgeklungen sind. Ebenso können Gurken- oder rohe Kartoffelscheiben bei zu wenig Schlaf auf die Augen gelegt werden.

Augentrost

Bei ermüdeten Augen kann Augentrost die Beschwerden lindern. Übergießen Sie einen Teelöffel des getrockneten Krauts mit einer Tasse siedendem Wasser. Lassen Sie den Tee fünf Minuten ziehen, und seihen Sie ihn dann ab. Mit dem lauwarmen Tee können Sie dann mehrmals täglich ein kleines Leinentuch tränken und auf die schmerzenden Augen legen.

Bauchschmerzen

Unter Bauchschmerzen versteht man meist ein Druckgefühl im Oberbauch, kolikartige Schmerzen oder gurgelnde Geräusche im Bauchraum. Es können ernsthafte Erkrankungen dahinterstecken. Meist lassen sich die Beschwerden aber mit einfachen Mitteln behandeln.
Wenn Sie nach dem Genuss von Milchprodukten unter Bauchschmerzen, Blähungen, Krämpfen und Durchfall leiden, kann eine Unverträglichkeit gegen Laktose (Milchzucker) vorliegen. Lassen Sie dies von Ihrem Arzt überprüfen.

Wickel

Ein warmer Leibwickel kann die Beschwerden lindern. Anstelle von Wasser können Sie das Tuch auch mit Pfefferminz-, Kamillen- oder Schafgarbentee tränken.

Erholung

Bauchschmerzen können durch Stresssituationen ausgelöst werden. Legen Sie eine längere Erholungspause ein. Geben Sie einige Tropfen Basilikumöl auf ein Tuch und riechen Sie daran, um die Schmerzen zu lindern.

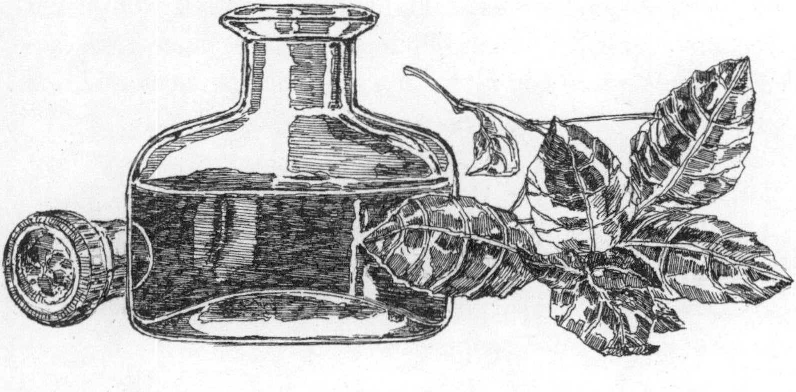

Olivenöl

Wenn die Bauchschmerzen nach dem Essen auftreten, kann eine Überlastung des Magens schuld an den Beschwerden sein. Sie können bei Bedarf einen Teelöffel der folgenden Mixtur zu sich nehmen: Mischen Sie je einen Esslöffel Olivenöl und frisch gepressten Zitronensaft mit fünf Tropfen Rosmarinöl. Dieses Magenelixier kann auch vorbeugend eingenommen werden.

Wermut

Ein geeignetes Mittel gegen Bauchweh ist Wermuttee. Übergießen Sie einen gehäuften Teelöffel des Krauts mit einem Viertelliter kochendem Wasser. Nach fünf Minuten können Sie ihn abseihen. Während der Schwangerschaft dürfen jedoch keine Zubereitungen mit Wermut eingenommen werden.

Kümmel

Ein gutes Mittel bei Bauchschmerzen ist Kümmeltee. Dazu einen Teelöffel Kümmel mit einer Tasse kochendem Wasser übergießen und nach fünf Minuten abseihen.

Heilkräuter

Bei akuten Magen-Darm-Beschwerden hilft eine Teemischung zu gleichen Teilen aus der entzündungshemmenden Kamille, der magenberuhigenden Melisse und der krampflösenden Minze. Ein Teelöffel dieser heilsamen Mischung wird mit einer Tasse kochendem Wasser überbrüht, nach zehn Minuten abgeseiht und in kleinen Schlucken getrunken.

Verzicht auf Genussmittel

Auf bestimmte Getränke und Genussmittel wie Kaffee, Tee, Zigaretten und Alkohol reagieren manche Menschen mit Bauchschmerzen, Verstopfung oder Durchfall. Daher sollten diese Dinge nicht im Übermaß genossen werden.

Blähungen

Die meist harmlosen Blähungen entstehen durch verschluckte Luft während des Essens oder durch Gase, die sich durch nicht richtig verdaute Speisen im Darm bilden. Eine Fülle an Hausmitteln kann bei der Beseitigung dieser Erscheinung, die zudem oft noch mit für die Umwelt unangenehmen Duftnoten verbunden ist, hilfreich sein.
Sehr häufig auftretende Blähungen können ein Zeichen für eine ernsthafte Erkrankung innerer Organe wie Leber, Galle oder Bauchspeicheldrüse sein und gehören daher unbedingt in ärztliche Behandlung.

Petersilie und Fenchel

Essen Sie nach jeder Mahlzeit zwei Stängel Petersilie. Dieses aromatische Kraut regt die Verdauung an und lässt Blähungen und Krämpfe verschwinden. Fencheltee, das altbewährte Kleinkindgetränk, hilft nicht nur Babys, sondern schafft auch Abhilfe bei Blähungen im Erwachsenenalter.

Essgewohnheiten

Eine Änderung der Essgewohnheiten kann Blähungen mindern oder gar verhindern. Essen Sie mehrere kleinere Mahlzeiten über den Tag verteilt, und nehmen Sie die Speisen langsam und gut zerkaut zu sich.

Ernährung

Fertiggerichte sind häufig zu fetthaltig, schwer verdaulich und fördern die Gasentwicklung im Darm. Meiden Sie solche Nahrungsmittel, die für Ihre Blähungen verantwortlich sind. Auch Kohl, frisches Brot, Hülsenfrüchte, manche Obstsorten und Getränke mit viel Kohlensäure können die Ursache für Ihre Beschwerden sein.

Bewegung

Machen Sie einen ausgedehnten Spaziergang an der frischen Luft, wenn Blähungen Sie quälen. Durch Bewegung und regelmäßige sportliche Betätigung können Sie Stoffwechsel und Verdauung fördern.

Gewürze

Verschiedene Gewürze aus der Küche können wirksam bei Blähungen eingesetzt werden. Koriander und Kümmel fördern die Verdauung. Zimt wirkt krampflösend, regt die Verdauungssäfte und den Appetit an.

Basilikum

Basilikumkraut wirkt nicht nur verdauungsfördernd, sondern auch gegen Darmparasiten. Ein gehäufter Teelöffel der getrockneten Blätter wird mit einer Tasse kochendem Wasser übergossen. Der Tee kann nach etwa zehn Minuten abgeseiht werden. Es ist ratsam, vor dem Essen oder vor dem Schlafengehen eine Tasse dieses heilsamen Tees zu trinken.

Ätherische Öle

Bei akuten Blähungsbeschwerden können Sie mit ätherischen Ölen eine sanfte Bauchmassage durchführen. Vermischen Sie dafür 30 Milliliter Johanniskrautöl mit je zwei Tropfen Estragonöl, Korianderöl, Kreuzkümmelöl und Fenchelöl.

Wickel

Wohltuend wirken bei Blähungen feuchtwarme Bauchwickel. Um die Wirkung noch zu verstärken, kann die Hälfte des Wassers durch Apfelessig ersetzt werden. In der Regel nehmen Sie dafür etwa 50 Grad warmes Wasser. Wichtig dabei ist, dass Sie den Wickel als angenehm empfinden, denn jeder Mensch hat ein anderes Wärmeempfinden.

Blasenentzündung

Meist sind von einer Blasenentzündung Frauen betroffen. Die Bakterien können leichter bis zur Blase vordringen, da der Harnleiter von Frauen wesentlich kürzer ist als bei Männern. Wenn zu Schmerzen im Rücken, Unterbauch und beim Wasserlassen noch erhöhte Temperatur hinzukommt, ist der Besuch bei einem Arzt dringend erforderlich.

Kälte und Nässe meiden

Eine Auskühlung des Unterleibs ist die häufigste Ursache einer Blasenentzündung. Meiden Sie deshalb kalte Plätze wie Bänke und Stühle. Tauschen Sie auch im Sommer nach dem Schwimmen die nasse Kleidung durch trockene aus.

Intimpflege

Um eine Blasenentzündung zu vermeiden, sollten besonders Frauen sehr viel Wert auf Intimpflege legen. Wenn Sie nach dem Stuhlgang immer nur von vorn nach hinten wischen, können keine Keime zum Blaseneingang befördert werden. Wechseln Sie täglich Waschhandschuh und Handtuch. Nehmen Sie Binden statt Tampons, wenn Sie zu Blasenentzündungen neigen.

Wärme

Bereits bei den ersten Anzeichen einer Entzündung können Sie mit einfachen Mitteln Abhilfe schaffen. Wärme wirkt lindernd bei einer Blaseninfektion. Legen Sie eine Wärmflasche oder einen heißen Heublumensack auf die Blasengegend.

Erhöhte Flüssigkeitszufuhr

Trinken Sie bei einer Blasenentzündung mindestens drei Liter täglich, um die Bakterien rasch auszuspülen. Am besten eignen sich Kräutertees oder Mineralwasser.

Zwiebeln und Kartoffeln

Bei schmerzhaften Beschwerden hilft ein mit frisch geschnittenen, nur wenig erhitzten Zwiebeln gefülltes Leinensäckchen. Genauso heilsam wirken zerdrückte heiße Kartoffeln.

Kürbis

Bei Blasenleiden kann eine Kürbiskur über einen längeren Zeitraum sehr wirksam sein. Sie können entweder das Fruchtfleisch essen, zum Beispiel als Suppe oder Gemüsebeilage, oder regelmäßig Kürbiskerne kauen.

Zinnkraut

Wohltuend und entzündungshemmend wirkt ein warmes Bad mit Zinnkraut. Kochen Sie fünf Esslöffel des Krauts in einem Liter warmem Wasser auf. Nach zehn Minuten Kochzeit wird der Tee abgeseiht. Der Sud kann einem Vollbad oder auch einem Sitzbad beigefügt werden. Ebenso kann ein Absud von Haferstroh dem Badewasser beigemischt werden.

Löwenzahn

Durch die harntreibende Wirkung von Löwenzahn wird die Entgiftung und Entschlackung gefördert. Ein Esslöffel getrocknete Löwenzahnblätter und -wurzeln werden mit einer Tasse kaltem Wasser angesetzt, zum Sieden gebracht und eine Minute lang gekocht. Nach fünfzehn Minuten können Sie den Tee abseihen und trinken. Täglich zwei Tassen davon sind empfehlenswert.

Brennnesseln

Alle Arten von Harnerkrankungen können mit Brennnesseltee behandelt werden. Übergießen Sie einen Teelöffel Brennnesseln mit einer Tasse kochendem Wasser. Nach fünf Minuten seihen Sie den Tee ab. Trinken Sie dreimal täglich eine Tasse frisch zubereiteten Tee.

Blasenschwäche

Meist leiden mehr Frauen als Männer unter unkontrollierbarem Harnabgang, bedingt durch Schwangerschaft und Geburt eines Kindes. Aber auch in den Wechseljahren lässt die Kraft des Schließmuskels allmählich nach. Es gibt viele erfolgreiche Mittel, die Ihnen helfen Ihre Blase zu kontrollieren, ohne dass Sie einen operativen Eingriff vornehmen lassen müssen.

Genussmittel meiden

Meiden Sie bei Blasenschwäche Alkohol und Koffein. Beides sind wie auch Grapefruitsaft starke Harntreiber. Ebenso kann sich Nikotin auf die Muskeln der Harnwege auswirken.

Blase trainieren

Gewöhnen Sie Ihre Blase an bestimmte Entleerungszeiten, und verlängern Sie langsam die Abstände zwischen den Toilettenbesuchen. Trinken Sie vor dem Zubettgehen weniger.
Sie sollten das Wasserlassen nicht zu lange hinauszögern, sondern gleich bei Harndrang auf die Toilette gehen. Entleeren Sie die Blase vollständig, denn durch verbliebenen Restharn in der Blase können Infektionen ausgelöst werden.

Gewicht reduzieren

Für Blasendruck und eine Überdehnung des Schließmuskels kann auch Übergewicht verantwortlich sein. Versuchen Sie, Ihr Körpergewicht zu reduzieren.

Kürbis

Bei Männern äußert sich eine Blasenschwäche durch ständigen, tropfenweisen Harnverlust. Oft ist die Harnröhre durch eine vergrößerte Prostata eingeengt. Kürbiskerne – täglich mindestens 20 – beugen einer Prostatavergrößerung vor.

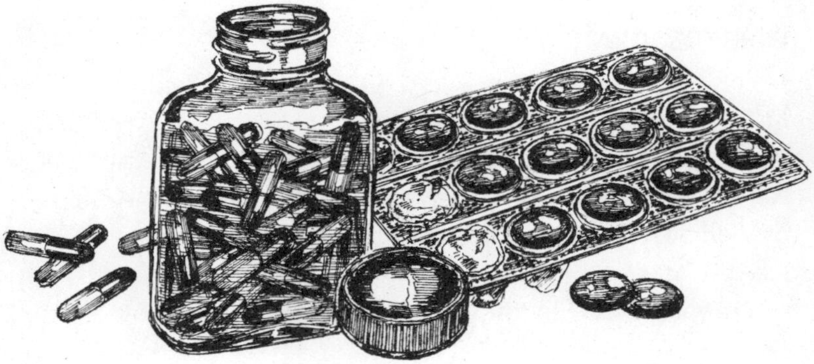

Bewegung

Durch regelmäßiges autogenes Training sowie Beckenbodengymnastik können Sie die Schließmuskeln trainieren. Die fachliche Anleitung erhalten Sie in einer Heilgymnastikpraxis.

Ernährung

Sorgen Sie stets für eine regelmäßige Darmentleerung durch eine ballaststoffreiche Ernährung kombiniert mit viel Flüssigkeitszufuhr und ausreichend Bewegung.

Säfte

Sehr wirksam ist bei Blasenschwäche Heidelbeersaft. Trinken Sie täglich ein Glas davon. Auch Rettich ist ein sehr geschätztes altes Hausmittel zur Behandlung der Blasenschwäche.

Heublumen

Ein Bad mit Heublumenabsud fördert die Durchblutung der Blasenmuskulatur. Zwei Hand voll Heublumen werden in vier Liter Wasser zum Sieden gebracht, eine halbe Stunde gekocht und abgeseiht. Der Sud kann dem Voll- oder Teilbad beigemischt werden. Ebenso hilfreich ist eine Auflage. Tränken Sie ein Baumwolltuch mit dem Absud, und lassen Sie das ausgewrungene Tuch etwa 30 Minuten um den Bauch gewickelt.

Blauer Fleck – Bluterguss

Meist entstehen Blutergüsse durch äußere Einwirkungen. Injektionen, Quetschungen oder Stöße können für einen oft harmlosen, aber hässlichen blauen Fleck verantwortlich sein, der im Normalfall nach wenigen Tagen von selbst verschwindet.
Suchen Sie einen Arzt auf, wenn Sie häufig ohne ersichtlichen Grund ein Hämatom haben. Durch manche Medikamente kann die Anfälligkeit für Blutungen erhöht werden. Informieren Sie in diesem Fall Ihren Arzt und setzen Sie nach Rücksprache das Medikament gegebenfalls ab.

Lagerung

Wenn am Kopf durch äußere Einwirkungen eine Beule entsteht und der Betroffene zugleich über Schwindel, Übelkeit und Erbrechen klagt, sollte er sofort in ein Krankenhaus gebracht werden. Wenn es sich um großflächige Blutergüsse an Armen und Beinen handelt, sollten die betroffenen Körperteile möglichst hoch gelagert werden.

Kühlen

Als Sofortmaßnahme muss ein Bluterguss gekühlt werden. Die Blutgefäße verengen sich durch Kälte, und das Blut kann sich im Gewebe nicht so sehr ausbreiten. Die betroffene Stelle kann vorübergehend unter eiskaltes Wasser gehalten werden. Wenn Eiswürfel vorhanden sind, können diese in einem fest verschlossenen Plastikbeutel in ein Tuch gewickelt und auf den Bluterguss gelegt werden.

Umschläge

Mit einem in essigsaure Tonerde getränkten Baumwolltuch können die akuten Schmerzen gelindert werden. Ebenso wirksam ist ein Umschlag mit Apfelessig.

Ätherische Öle

Wenn keine offene Wunde vorliegt, können als Soforthilfe einige Tropfen der ätherischen Öle von Pfefferminze oder Lavendel auf die betroffene Stelle geträufelt werden. Den Abbau des Blutergusses und den Heilungsprozess können Sie durch Einreibungen mit reinem Rosmarinöl vorantreiben.

Arnika

Arnika gilt als besonders schmerzlindernd und abschwellend bei Blutergüssen. Wenn Sie öfter unter diesen Verletzungen leiden – zum Beispiel beim Sport –, ist es sinnvoll, Arnikatinktur im Haus zu haben. Geben Sie auf einen halben Liter Wasser zwei Esslöffel der Tinktur, tränken Sie damit ein Baumwolltuch und legen Sie dieses auf die betroffene Stelle.

Schmerzmittel

Es ist ratsam, auf schmerzstillende Mittel wie zum Beispiel Aspirin zu verzichten, da sie meist Azethylsalizylsäure enthalten. Diese Substanz kann die Blutgerinnung und dadurch den Verschluss der verletzten Gefäße unter der Haut verlangsamen und den blauen Fleck vergrößern.

Urin

Der Heilsaft Urin kann in vielfacher Hinsicht bei einem Bluterguss helfen. Sie können die verletzte Stelle sofort mit Urin einreiben. Ebenso wirksam ist eine Auflage mit kaltem Urin. Bei dieser Anwendung färben sich die blauen Flecken schneller ins Grüne und Gelbliche.

Ringelblumen

Ringelblumensalbe hilft, den Bluterguss schneller abklingen zu lassen. Am besten besorgen Sie sich die Salbe in der Apotheke. Sie können auch die Tinktur dafür hernehmen.

Bluthochdruck

Wenn Ihr Arzt bei Ihnen erhöhte Blutdruckwerte feststellt, können Sie sehr viel zur Senkung und Linderung beitragen. Meist wird Bluthochdruck erst durch Beschwerden wie Leistungsabbau, Schlafstörungen und Schwindelanfälle bemerkt. Durch eine regelmäßige Messung können frühzeitig wirksame Gegenmaßnahmen ergriffen werden.

Entspannung

Stress ist einer der möglichen Risikofaktoren bei erhöhtem Blutdruck und sollte daher nach Möglichkeit abgebaut werden. Erlernen Sie gegebenenfalls eine Entspannungstechnik.

Ernährung

Salzarmes Essen und viel Fisch, zum Beispiel Lachs und Makrele, können blutdrucksenkend wirken. Essen Sie auch viel frisches Gemüse und Obst. Besonders Äpfel sind geeignet, um überflüssiges Kochsalz aus dem Organismus auszuscheiden.

Bewegung

Regelmäßige körperliche Betätigung ist eine wichtige Voraussetzung für gute Blutdruckwerte. Gut geeignet sind alle Sportarten, die vor allem die Ausdauer trainieren, zum Beispiel Schwimmen, Rad fahren oder Wandern.

Essenzielle Fettsäuren

Ersetzen Sie so oft wie möglich tierisches Fett durch pflanzliches, und bereiten Sie Ihre Speisen mit Raps-, Mais-, Oliven- oder Haselnussöl zu. Durch die ungesättigten (essenziellen) Fettsäuren wirken diese Öle blutdrucksenkend. Dagegen sind Erdnüsse trotz ihrer vielen Mineralien und Vitamine bei Bluthochdruck nicht empfehlenswert, da sie viele gesättigte Fettsäuren enthalten.

Genussmittel

Wenn Sie auf Alkohol nicht vollständig verzichten wollen, sollten Sie in Maßen trinken. Rotwein kann in vernünftigen Mengen arterienerweiternd wirken. Zu viel Bohnenkaffee kann blutdrucksteigernd sein. Ersetzen Sie dieses koffeinhaltige Getränk durch grünen Tee.

Knoblauch

Knoblauch ist ein bekanntes Mittel gegen hohen Blutdruck. Setzen Sie also Knoblauch vermehrt zum Kochen ein und roh für Salate, oder nehmen Sie mehrmals täglich einen Teelöffel frisch gepressten Saft zu sich. Falls der Geruch Sie stört, können Sie auf Fertigpräparate aus der Apotheke zurückgreifen.

Molke

Mit einer Molkekur kann erhöhter Blutdruck gesenkt werden. Über den Tag verteilt sollten Sie einen Liter gekühlte Molke trinken. Um den Tagesbedarf an Flüssigkeit zu decken, können Sie ergänzend Kräutertees und Mineralwasser ohne Kohlensäure sowie ungesalzene Gemüsebrühe trinken.

Oliventee

Blutdrucksenkend wirkt ein Tee aus Olivenblättern. Zwei Teelöffel zerkleinerte Olivenblätter werden mit einem Viertelliter kochendem Wasser überbrüht, nach zehn Minuten abgeseiht und schluckweise getrunken.

Weißdorn

Bei hohem Blutdruck wirkt Weißdorntee regulierend und beugt der Arterienverkalkung vor. Übergießen Sie zwei Teelöffel der getrockneten Früchte und Blüten mit einer Tasse kochendem Wasser. Nach zehn Minuten kann der Tee abgeseiht werden. Trinken Sie dreimal täglich eine Tasse.

Bronchitis

Eine Bronchitis tritt meist in Verbindung mit einer fieberhaften Erkältung in Erscheinung. Sie beginnt mit Kratzen im Hals und trockenem Husten, der Schmerzen im Brustbereich verursacht. Spätestens nach ein bis zwei Wochen sollte eine Besserung eintreten. Ansonsten besteht die Gefahr einer chronischen Bronchitis, oftmals verbunden mit einer Entzündung der Lunge.

Veilchen

Eine der schleimlösenden Heilpflanzen ist das Veilchen. Überbrühen Sie einen Teelöffel der getrockneten Pflanze mit einem Viertelliter kochendem Wasser. Nach fünf Minuten kann der Tee abgeseiht und bei Bedarf mit Honig gesüßt werden.

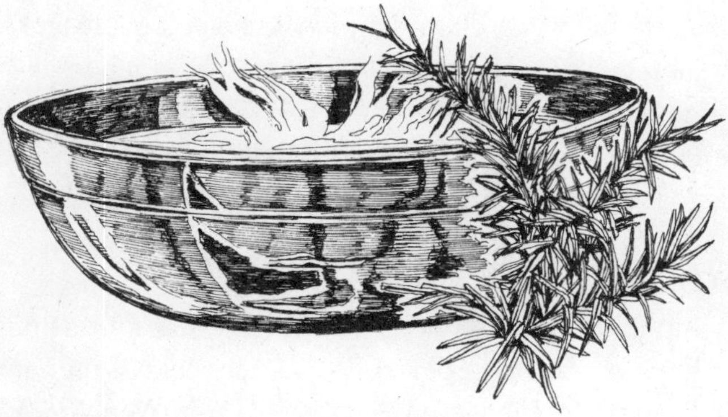

Knoblauch

Bereits bei den ersten Anzeichen einer Erkrankung können Sie durch Knoblauchtee die körpereigenen Abwehrkräfte stärken. Überbrühen Sie eine zerdrückte Knoblauchzehe mit einer Tasse kochendem Wasser. Nach etwa einer Viertelstunde kann der Tee abgeseiht und schluckweise getrunken werden. Er lindert die Entzündung der Atemwege und erleichtert das Abhusten. Ähnlich wirkungsvoll sind verschiedene Zwiebelpräparate.

Thymian

Thymiankraut wirkt krampflösend. Übergießen Sie einen Teelöffel Thymian mit einer Tasse heißem Wasser. Lassen Sie die Mischung zehn Minuten stehen, und seihen Sie sie ab. Trinken Sie mehrmals täglich eine Tasse des frisch zubereiteten Tees, um den Hustenreiz zu mildern.

Honig

Ein natürliches Heilmittel bei Atemwegserkrankungen ist Tannenhonig. Nicht nur als Brotaufstrich und Zuckerersatz, sondern auch als Inhalationsmittel wirkt er zuverlässig gegen die Verschleimung der Bronchien.

Einreibung

Vermischen Sie zur Behandlung von Atembeschwerden 50 Milliliter Olivenöl mit etwa zehn Tropfen Eukalyptusöl. Mehrmals täglich kann der gesamte Brustkorb damit eingerieben und anschließend mit warmen Wolltüchern umwickelt werden. Ebenso wirksam ist eine Mischung von einem Esslöffel Rizinusöl und einem Esslöffel Terpentin. Beides ist in Apotheken erhältlich.

Inhalation

Eine Dampfinhalation befreit die Atemwege. Gießen Sie heißes Wasser in eine Schüssel oder in das Waschbecken, und atmen Sie den Dampf ein. Inhalieren Sie für etwa zehn Minuten. Beim Inhalieren können Sie Zusätze verwenden. Neben Salz eignen sich ätherische Öle wie beispielsweise Eukalyptus. Nehmen Sie einen Esslöffel Salz oder fünf bis acht Tropfen ätherisches Öl. Oder Sie verwenden eine Handvoll Kamillenblüten oder Thymian. Eine schmerzlindernde Inhalationsmischung erhalten Sie mit den ätherischen Ölen von Lavendel, Rosmarin, Ysop und Eukalyptus. Und ein paar Tropfen ätherisches Öl auf ein Taschentuch geträufelt, ermöglichen das Inhalieren auch unterwegs.

Cholesterinspiegel

Ein erhöhter Cholesterinspiegel kann durch viele Faktoren entstehen. Ist er über lange Zeit stark erhöht, kann er zu Gefäßverengungen und Herzinfarkt führen. Wenn keine ernsthafte Erkrankung für die hohen Werte verantwortlich ist, können durch verschiedene Heilmittel und -anwendungen die Blutfettwerte erfolgreich gesenkt werden.

Fisch

Beachten Sie beim Kauf von tierischen Lebensmitteln, dass Sie solche mit geringem Fettgehalt bevorzugen. Verzichten Sie besonders auf Innereien. Durch häufigen Genuss von Fisch, wie etwa Lachs oder Rotbarsch, können Sie den Cholesterinspiegel spürbar senken.

Eier

Verzichten Sie auf die cholesterinreichen Eier, da bereits viele Lebensmittel mit Eiern zubereitet wurden. Verwenden Sie beim Kochen und Backen nur das cholesterinfreie Eiklar. Der übrig gebliebene Eidotter lässt sich hervorragend für kosmetische Pflegemittel verwenden.

Süßmittel

Sie können die Zufuhr von Zucker einschränken, wenn Sie diesen nicht als Zutat, sondern nur als ein Gewürz einsetzen. Nutzen Sie die natürliche Süßkraft von Obst, indem Sie z. B. Desserts mit pürierten Früchten süßen.

Honig

Das im Bienenhonig enthaltene Spurenelement Chrom hilft, den Fettstoffwechsel zu regulieren und verhindert die Ablagerung von Cholesterin in den Adern.

Vollwerternährung

Stellen Sie auf eine fettarme und vollwertige Ernährung um. Essen Sie morgens ein Müsli oder Jogurt mit Weizenkleie oder Haferflocken, um den Cholesterinspiegel im Blut zu senken. Buttermilch ist die ideale Ergänzung bei einer cholesterinarmen und blutdrucksenkenden Ernährung.

Olivenöl

Olivenöl führt durch den hohen Anteil von ungesättigten Fettsäuren zur Verbesserung der Cholesterinwerte und beugt zahlreichen Herz- und Kreislauferkrankungen vor.

Knoblauch und Zwiebeln

Der reichliche Genuss von Knoblauch oder Zwiebeln senkt die Cholesterinwerte und beugt der Arterienverkalkung vor. Zugleich beeinflussen die Inhaltsstoffe der Pflanzen die Blutgerinnung und sorgen für eine Verdünnung des Blutes.

Rohkost

Essen Sie viel rohe Tomaten, Paprikaschoten, Blattsalate und Äpfel. Ebenso wie schwarzer und grüner Tee enthalten sie Wirkstoffe, die Ablagerungen von Kalk und Cholesterin verhindern. Besonders Karotten helfen Blutfette abzubauen.

Meerrettich

Meerrettich, auch als Kren bekannt, wirkt cholesterinsenkend. Die weißen Wurzeln können vielen Speisen, vor allem Suppen und Saucen, zum Würzen beigegeben werden.

Verzicht auf Nikotin

Verzichten Sie grundsätzlich auf das Rauchen. Der Genuss von Nikotin begünstigt durch die arterienverengende Wirkung zahlreiche Gefäßerkrankungen.

Depressionen

Schwerwiegende Erkrankungen sowie erbliche Veranlagung können Depressionen auslösen. Schwere Depressionen sind eine ernsthafte psychische Erkrankung und sollten immer von einem Facharzt behandelt werden. Gegen vorübergehende depressive Verstimmungen gibt es oft ganz einfache Hilfsmittel.

Hormone

Depressive Beschwerden können bei Frauen durch hormonelle Störungen verursacht werden. Auslöser können auch Medikamente, besonders die Antibabypille sein. Fragen Sie Ihren Arzt.

Frische Luft und Bewegung

Vor allem in den Wintermonaten können durch den Mangel an Sonnenlicht Stimmungsschwankungen entstehen. Wenn Sie unter der so genannten Winter-Depression leiden, sollten Sie dunkle Räume meiden und sich viel an der frischen Luft aufhalten. Ebenso hilft regelmäßige körperliche und sportliche Betätigung.

Entspannung

Mit Entspannungsübungen können Sie gegen das Stimmungstief angehen. Auch Akupressur kann eine wertvolle Hilfe sein. Bei Niedergeschlagenheit und depressiver Stimmung hilft die Stimulierung eines Punktes im Nackenbereich. Er liegt unterhalb der Schädelbasis, knapp zwei Daumen breit seitlich der Stelle, an der die Wirbelsäule in den Schädel übergeht. Ebenso können Reflexzonenmassagen heilsam für Geist, Seele und Körper sein.

Säfte

Bei leichten Depressionen kann ein Mangel an Milchsäure der Auslöser sein. Ein Glas Sauerkrautsaft, täglich getrunken, hilft die Seele aufzuhellen.

Gespräche suchen

Wenn die Ursachen des seelischen Stimmungstiefs im familiären Bereich oder in Partnerschaftsproblemen zu suchen sind, ist es oft schon hilfreich, seinem Herzen bei einer vertrauten Person Luft zu machen.

Sonnenbad

Treten die depressiven Verstimmungen vor allem im Herbst und Winter gehäuft auf, kann ein Urlaub in sonnige Gegenden Abhilfe schaffen. Ebenso kann ein Besuch im Solarium wirksam sein. Die Sonnenbäder sollten nicht länger als 10 bis 20 Minuten dauern. Es ist unter anderem von Ihrem Hauttyp abhängig. Vergessen Sie keinesfalls, Ihre Haut mit entsprechenden Pflegemitteln vor Schäden zu bewahren.

Heilkräuter

Eine harmonisierende und ausgleichende Wirkung hat Baldrian-Johanniskrauttee. Ein Esslöffel einer Mischung zu gleichen Teilen wird mit einem Viertelliter kochendem Wasser überbrüht. Der Tee soll zugedeckt etwa fünf Minuten ziehen und kann dann abgeseiht werden.

Ätherische Öle

Gönnen Sie sich ein warmes Bad. Es fördert das Wohlbefinden. Je nach Stimmungslage können Sie beruhigende Zusätze wie Lavendel, Melisse und Jasmin oder für ein anregendes Bad Zitrone nehmen. Sie können die frischen Pflanzen verwenden oder ihre ätherischen Öle. Etwa zehn Tropfen eines Öls oder einer Ölmischung genügen für ein Vollbad. Nehmen Sie ein bis zwei Esslöffel eines Emulgators dazu – beispielsweise Milch, Sahne oder Honig. Die Badetemperatur von 39 Grad sollte nicht überschritten werden und die Dauer des Bades bei etwa zwanzig Minuten liegen.

Durchfall

Durch zu weichen oder auch sehr flüssigen Stuhl sorgt der Darm für rasche Ausscheidung von Schadstoffen, die mit der Nahrung aufgenommen wurden. Nehmen Sie Durchfall immer ernst, auch wenn keine schwerwiegende Erkrankung dahinter steckt.

Ernährung

Die häufigsten Ursachen sind Ernährungsfehler, Stress, verdorbene Speisen, Lebensmittelunverträglichkeiten oder Vergiftungen; aber auch übermäßiger Alkoholkonsum und zu reichhaltige Speisen. Legen Sie daher Wert auf eine ausgewogene Ernährung.

Flüssigkeitsverlust ausgleichen

Meist bessert sich ein harmloser Durchfall in zwei bis drei Tagen. Da der Körper in dieser Zeit sehr viel an Flüssigkeit verliert, sollten Sie mindestens zwei bis drei Liter täglich trinken. Nehmen Sie vor allem Mineralwasser mit etwas Kochsalz oder Zucker zu sich.

Zwiebeln

Um aufkeimenden Krankheiten auf Reisen zu begegnen, ist es sinnvoll, Zwiebeln zu essen. Am besten wirken drei geschnittene Zwiebeln, mit etwas Salz zu Weißbrot gegessen. Meist tritt nach einer Stunde eine Besserung ein, und der Darm beruhigt sich zusehends.

Bohnenkraut

Bei Darmerkrankungen kann Bohnenkraut als Absud getrunken werden. Ein Teelöffel dieses in der Volksmedizin bekannten Heilmittels wird mit einer Tasse kochendem Wasser überbrüht. Nach zehn Minuten kann es abgeseiht und getrunken werden.

Ekzem

Bei einem Ekzem handelt es sich um eine entzündliche Hautveränderung. Es bilden sich Bläschen oder Knötchen, die betroffene Stelle ist gerötet, juckt und nässt meist. Da eine Entzündung durch eine Vielzahl von Substanzen ausgelöst werden kann, ist meist eine ärztliche Untersuchung notwendig. Ekzeme werden weder durch Bakterien noch durch Viren oder Pilze verursacht. Deshalb sind sie auch nicht ansteckend.

Allergie

Ein Ekzem kann auch allergisch bedingt sein, wenn der Körper überempfindlich auf bestimmte Stoffe reagiert. Versuchen Sie, diese Substanzen herauszufinden und möglichst zu meiden.

Hautpflegemittel

Wenn Sie unter Ekzemen leiden, sollten Sie auf parfümierte Produkte verzichten. Nehmen Sie nur allergiegetestete Hautpflegemittel. Achten Sie auf deren Inhaltsstoffe, damit Sie unverträgliche Substanzen bestimmen können. In einem Tagebuch können Sie Zeitpunkt, Inhaltsstoffe und Reaktionen notieren.

Eichenrinde

Durch die in der Eichenrinde enthaltenen Gerbstoffe können die Beschwerden gemildert werden. Zwei Esslöffel der getrockneten Rinde werden in einem halben Liter Wasser eine Viertelstunde gekocht. Der abgeseihte und gekühlte Absud kann als Auflage oder als Zusatz für ein Vollbad verwendet werden.

Olivenöl

Wenn Ihre Hände rissig und stark angegriffen sind, ist Olivenöl ein probates Mittel. Baden Sie sie vor dem Zubettgehen in angewärmtem Öl. Tragen Sie Handschuhe darüber, um die Bettwäsche zu schützen.

Auflage

Eine entzündungshemmende Quark-Petersilien-Auflage stärkt zugleich den Säureschutzmantel der Haut. Drei Bund klein gehackter Petersilie werden mit 200 Gramm gekühltem Quark vermischt, auf das trockene Ekzem aufgetragen und mit einem trockenen Tuch abgedeckt. Nach etwa einer halben Stunde ist der Quark eingetrocknet. Wenn das Ekzem nässt, sollten Sie die Auflage mit einem in kaltem Wasser getränkten Leinentuch abdecken.

Haferstroh

Lindernd kann ein Haferstrohbad wirken. Übergießen Sie dafür 75 Gramm Haferstroh mit zwei Liter kochendem Wasser und lassen Sie das Ganze für zehn Minuten ziehen. Anschließend kann der Sud dem Badewasser beigegeben werden.

Heilkräuter

Kamille oder Malve können Sie für Umschläge nehmen. Übergießen Sie zwei Esslöffel Blüten mit einem halben Liter kochendem Wasser. Nach zehn Minuten seihen Sie den Tee ab und befeuchten ein Baumwoll- oder Leinentuch mit dem noch warmen Tee. Legen Sie das Tuch für etwa eine Stunde lose auf die betroffene Stelle. Die Prozedur können Sie mehrmals am Tag wiederholen.

Erkältung

Wenn Ihre Erkältung länger dauert und Schüttelfrost und hohes Fieber hinzukommen, sollten Sie einen Arzt rufen. Es kann sich um eine Grippe handeln, die Sie nicht auf die leichte Schulter nehmen sollten. Gewöhnlichen Erkältungen können Sie mit verschiedenen Ratschlägen und Tipps vorbeugen oder bei bereits beginnenden Beschwerden der Krankheit entgegenwirken.

Hygiene

Halten Sie sich von schniefenden und hustenden Menschen fern, besonders in öffentlichen Verkehrsmitteln. Auch wenn die Viren durch Tröpfchen in der Luft übertragen werden, können Sie durch häufiges Händewaschen die Ansteckungsgefahr mindern.

Obst und Gemüse

Eine gesunde Ernährung mit viel Gemüse und frischem Obst stärkt das Immunsystem. Decken Sie Ihren täglichen Flüssigkeitsbedarf von etwa zwei Litern mit den an Vitamin C reichen Säften von Orangen, Preiselbeeren und Grapefruits. Dadurch können Sie oftmals bereits die ersten Anzeichen einer Erkrankung im Keim ersticken.

Zitronen

Mit dem hohen Vitamin-C-Anteil in der Zitrone können Sie Ihr Abwehrsystem aktivieren. Trinken Sie mehrmals täglich den ausgepressten Saft von bis zu fünf Zitronen.

Luft anfeuchten

Überheizen Sie Ihre Wohn- und Arbeitsräume nicht. Stellen Sie Luftbefeuchter in den Raum oder hängen Sie feuchte Tücher auf. Das verhindert, dass die Schleimhäute austrocknen und infektanfällig werden.

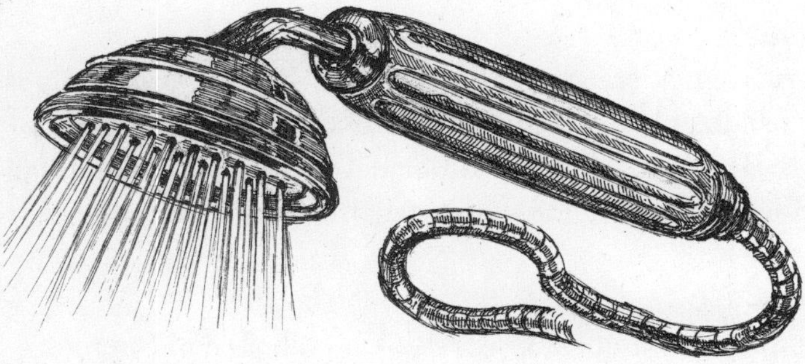

Wechselduschen

Beginnen Sie den Tag mit Wechselduschen. Dabei sollten Sie etwa drei Minuten sehr heiß und anschließend für zwanzig Sekunden sehr kalt duschen. Wenden Sie diese Wasserbehandlung dreimal hintereinander an. Ebenso können Sie mit Gymnastikübungen am offenen Fenster Ihr Abwehrsystem stärken.

Ätherische Öle

Geben Sie in ein Vollbad einige Tropfen ätherischer Öle von Eukalyptus, Thymian, Salbei, Fichtennadeln oder Pfefferminze. Gönnen Sie sich nach dem etwa zwanzig Minuten dauernden Bad eine Ruhepause. Drei bis fünf Tropfen Zitronenöl in der Duftlampe können ebenso vorbeugend wirken.

Schonung

Schonen Sie sich, wenn sie unter einer Erkältung leiden. Meiden Sie schwere körperliche Arbeit und verzichten Sie auf sportliche Aktivitäten.

Ruhiger Schlaf

Geben Sie in die Nähe eines unter Erkältungsbeschwerden leidenden Kindes eine Schale mit geschnittenen Zwiebeln. Durch die ätherischen Öle können die kleinen Patienten leichter atmen und ruhiger schlafen.

Heilkräuter

Ein hervorragender Tee bei Erkältungen ist eine Mischung aus Lindenblüten, Hagebutten, Kamille und getrockneten Heidelbeeren. Besonders für Kinder eignet sich bei Erkältungsbeschwerden Lindenblütentee, mit reinem Bienenhonig gesüßt.

Hühnersuppe

Mit dem in der Hühnersuppe reichlich enthaltenen Spurenelement Zink können Sie Ihr Immunsystem stärken sowie Viren und Bakterien wirksam bekämpfen.

Holunder

Holunderbeeren stärken die Abwehrkräfte. Mischen Sie drei Teile Wasser mit einem Teil unverdünntem Holunderbeersaft, zwei Gewürznelken und einem Teelöffel Bienenhonig.

Kamille

Kamille hemmt Entzündungen und wirkt desinfizierend. Zum Gurgeln und Inhalieren können auch Kamillen-Extrakte verwendet werden.

Fichtensprossen

Inhalieren Sie ein- bis zweimal täglich für zehn Minuten mit einem Dampfbad von Fichtensprossen. Dazu werden zwei Esslöffel der Sprossen in einem Liter Wasser aufgekocht. Den abgeseihten Sud geben Sie dem heißen Wasser zu. Sie können zum Inhalieren eine Schüssel verwenden oder die Prozedur einfach über dem Waschbecken durchführen.

Fußbad

Kalte Füße sind oft Auslöser für eine Erkältung. Nach einem heißen Fußbad sollten die Füße trocken gerieben und durch dicke Socken warm gehalten werden.

Fieber

Fieber ist eine wichtige und sinnvolle Maßnahme des Körpers, um Krankheitserreger zu bekämpfen und das Immunsystem zu aktivieren. Daher ist es meist nicht nötig, leichtes Fieber zu behandeln. Erst bei einer Körpertemperatur über 38 °C sollten mit ärztlichem Einverständnis fiebersenkende Maßnahmen ergriffen werden. Zudem muss der Arzt die Ursache feststellen, um eine schwerere Erkrankung behandeln zu können.

Wadenwickel

Kalte Wadenwickel sind ein altbewährtes Hausmittel zur Fiebersenkung, solange der Patient nicht unter Frösteln und Schüttelfrost leidet. Tauchen Sie zwei Leinentücher in nicht zu kaltes Wasser, und drücken Sie sie leicht aus. Umwickeln Sie damit beide Unterschenkel des Patienten. Der Wickel darf vom Knöchel bis zum Knie reichen und sollte keine Falten werfen. Darüber legen Sie ein trockenes Baumwolltuch und ein Wolltuch. Hat sich der Wickel erwärmt, kann die Anwendung wiederholt werden. Spätestens nach 30 Minuten entfernen Sie ihn.

Nasse Strümpfe

Sehr wirkungsvoll sind nasse Strümpfe zur Bekämpfung des Fiebers. Tauchen Sie am besten Baumwollsocken in kaltes Wasser oder Essig, und wringen Sie sie aus. Ziehen Sie zuerst die feuchten und darüber trockene Wollsocken an. Die Strümpfe können ein paar Stunden oder über Nacht getragen werden, solange man nicht fröstelt.

Heilkräuter

Holunder- und Lindenblüten wirken schweißtreibend und stärken die Abwehrkräfte. Sie können von diesen beiden Heilmitteln gemischt oder einzeln einen Tee zubereiten. Ein bis zwei

Teelöffel der Blüten werden mit einer Tasse kochendem Wasser übergossen. Nach etwa fünf Minuten wird der Tee abgeseiht. Trinken Sie diesen Tee so heiß als möglich, und legen Sie sich anschließend warm zugedeckt ins Bett. Tut der Tee seine Wirkung, achten Sie darauf, verschwitzte Bettwäsche rechtzeitig durch trockene zu ersetzen.

Flüssigkeit zuführen

Gönnen Sie Ihrem Körper viel Schlaf und Ruhe. Trinken Sie viel, um den mit Fieber verbundenen Flüssigkeitsverlust auszugleichen. Besonders geeignet sind Kräutertees, Obst- und Gemüsesäfte. Sie sollten ungefähr zwei Liter Flüssigkeit pro Tag zu sich nehmen.

Abkühlungsbad

Wer Wadenwickel als unangenehm empfindet, kann die Temperatur mit einem Abkühlungsbad senken. Es entzieht dem Körper mehr Wärme als die anderen Anwendungen. Das Badewasser muss um ein Grad kühler sein als Ihre Körpertemperatur. Sie setzen sich in die Wanne und lassen langsam kühles Wasser zulaufen, bis das Wasser nach etwa 20 Minuten eine Temperatur von 30 Grad erreicht hat. Danach trocknen Sie sich gut ab und legen sich ins Bett.

Waschungen

Sie tauchen ein Leinentuch in einen Eimer Wasser und wringen es aus. Das Wasser kann kalt bis leicht temperiert sein, etwa 12 bis 20 Grad. Dann reiben Sie im Liegen die Unterarme mit dem Tuch ab. Decken Sie sich ohne abzutrocknen zu. Nach etwa einer Viertelstunde erwärmt sich die Haut wieder, und Sie können die Prozedur wiederholen. Führen Sie die Anwendung etwa fünfmal durch. Wenn Sie frieren oder Schüttelfrost haben, können Sie warmes bis heißes Wasser verwenden.

Fußpilz

Diese Erkrankung wird durch Faden- oder Hefepilze verursacht. Feuchte, schweißnasse Füße in geschlossenen Schuhen stellen einen idealen Lebensraum für sie dar. Besonders wenn die Haut bereits geschädigt ist, kann es leicht zu Infektionen kommen.

Feuchtigkeit vermeiden

Waschen Sie die Füße regelmäßig und gründlich, und trocknen Sie sie nach dem Baden oder Schwimmen sorgfältig ab. Wenn Sie anschließend die noch immer etwas feuchten Zehenzwischenräume föhnen, können Sie eine Pilzinfektion vermeiden.

Badeschuhe

Sorgen Sie in öffentlichen Bädern, Duschen oder Saunen durch das Tragen von Badeschuhen für den nötigen Schutz vor einer Ansteckung.

Ätherische Öle

Durch Anwendungen mit Teebaumöl können die Pilze abgetötet werden. Reiben Sie die befallenen Stellen dreimal täglich mit dem ätherischen Öl ein. Sie können auch Ihrem Fußbad einige Tropfen Teebaumöl zufügen.

Schuhe

Tragen Sie nach Möglichkeit luftdurchlässige Schuhe. Wechseln Sie öfter die Schuhe, damit diese gut austrocknen können. Eine wirksame vorbeugende Maßnahme ist Barfußlaufen im Freien, am besten morgens durch taufrische feuchte Wiesen.

Fußbad

Bei der Behandlung helfen auf jeden Fall Fußbäder. Als Zusatz eignet sich beispielsweise Rosmarin.

Gallenbeschwerden

Wenn besonders nach dem Genuss eines sehr fettreichen Menüs leichte Schmerzen im Oberbauch und Unwohlsein auftreten, können dies erste Anzeichen für eine gestörte Tätigkeit der Galle sein. Wenn die Beschwerden regelmäßig auftreten, sich verschlimmern oder Sie unter kolikartigen Krämpfen leiden, sollten Sie unbedingt einen Arzt konsultieren. Die ärztliche Behandlung kann dann mit einfachen Mitteln unterstützt werden.

Ernährung

Sind Ihre Gallenprobleme konstitutionell und nicht krankheitsbedingt, sollten Sie Ihre Essgewohnheiten ändern. Verzichten Sie auf Koffein und Alkohol. Bevorzugen Sie fettarme Nahrungsmittel und Zubereitungen, um Gallenkoliken zu vermeiden.

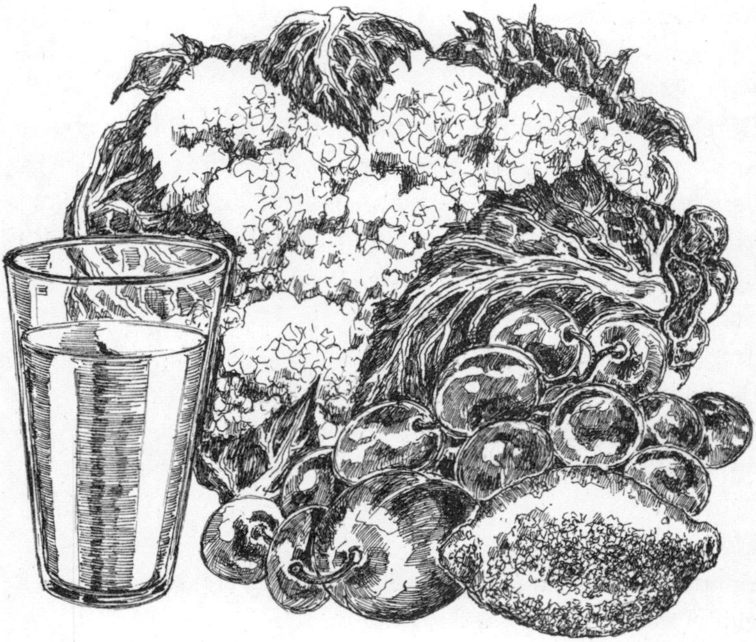

Milch

Bei Gallenproblemen ist es hilfreich, vor dem Schlafengehen ein Glas Milch zu trinken. Bestimmte Inhaltsstoffe in der Milch sorgen für eine rasche Entleerung der Gallenblase. Wenn sie über Nacht gefüllt ist, bilden sich häufig Kristalle, die dann zu Gallensteinen führen können.

Löwenzahn

Löwenzahn eignet sich hervorragend für eine Teekur bei Gallenbeschwerden. Ein Esslöffel der Wurzel mit Kraut wird mit einem Viertelliter Wasser eine Minute gekocht und nach zehn Minuten abgeseiht. Mindestens drei Tassen dieser Abkochung sollten Sie täglich trinken. Anstelle der Teekur lassen sich die Blätter frisch auch zu einem gesunden Salat verwenden. Besonders im Frühjahr bietet sich eine Löwenzahn-Saftkur an: Man nimmt über zwei bis drei Wochen in ansteigender Dosierung ein bis fünf Esslöffel Saft, verdünnt in der fünffachen Menge Wasser oder Buttermilch. Die Bitterstoffe der Pflanze regen die Gallenproduktion und den -fluss an.

Wärme

Eine warme Auflage kann die Schmerzen lindern. Ein Kirschkernsäckchen wird im Backofen bei etwa 130 Grad erhitzt und auf die betreffende Stelle aufgelegt. Ebenfalls schmerzlindernd wirkt »das Morphium der Naturheilkunde«, der Heublumensack. Dazu wird ein Leinensack mit Heublumen gefüllt und im Dampf erhitzt.

Brunnenkresse

Brunnenkresse enthält Wirkstoffe, die den Gallenfluss anregen. Ein bis zwei Teelöffel mit einer Tasse kochendem Wasser übergießen, kurz ziehen lassen und abseihen. Trinken Sie dreimal täglich eine Tasse.

Halsschmerzen

Halsschmerzen sind meist Vorboten oder Begleiterscheinungen einer Erkältung oder eines grippalen Infekts. Folgende Tipps können Linderung, wenn nicht sogar Heilung verschaffen.

Tee und Säfte

Trinken Sie viel, auch wenn das Schlucken schmerzt. Allerdings sollten Sie auf Zitrussäfte verzichten. Die Säure reizt die trockene Schleimhaut. Trinken Sie andere Obst- und Gemüsesäfte, Kräutertees sowie Mineralwasser ohne Kohlensäure. Schwarzer Johannisbeersaft ist reich an Vitamin C. Damit können Sie die körpereigenen Abwehrkräfte stärken.

Honig

Honig lindert Halsschmerzen. Nehmen Sie mehrmals täglich einen Teelöffel Honig in den Mund und lassen Sie ihn langsam den Rachen hinuntergleiten.

Halswickel

Für einen Halswickel werden heiße, zerquetschte Pellkartoffeln oder gebratene Zwiebelscheiben in ein Baumwoll- oder Leinentuch eingeschlagen, um den Hals gelegt und mit einem Wolltuch abgedeckt.

Quarkwickel

Ein sehr wirksames Mittel ist eine dicke Auflage mit frischem Quark. Der Wickel kann für einige Stunden angelegt bleiben und bei Bedarf erneuert werden.

Zwiebeln

Bei Halsschmerzen und Heiserkeit können Sie mit Zwiebelwasser gurgeln und etwas von dieser Flüssigkeit trinken. Für dieses

Heilmittel wird eine in Scheiben geschnittene Zwiebel mit einem Viertelliter warmem Wasser übergossen, zugedeckt und nach etwa zwei Stunden abgeseiht.

Heilkräuter

Gurgeln mit einem Tee aus Kamillenblüten, Salbei und Thymian wirkt heilend bei Halsschmerzen und Heiserkeit.

Salz

Sind keine Heilkräuter verfügbar, so nehmen Sie einen Teelöffel Salz, aufgelöst in einem halben Liter lauwarmem Wasser. Mit dieser Mischung sollten Sie stündlich gurgeln.

Schonung

Schonen Sie Ihre Stimme, wenn die Beschwerden durch Überanstrengung der Sprechorgane auftreten. Meiden Sie überheizte und verrauchte Räume.

Akupressur

Versuchen Sie es doch einmal mit Akupressur. Den Punkt für Halsschmerzen finden Sie, wenn Sie mit dem Zeigefinger der rechten Hand vom linken Handgelenksrand über den Handrücken in Richtung Daumenkuhle wandern. Etwa ein bis zwei Zentimeter vor der Daumenkuhle geraten Sie in eine »Talsenke«. Massieren Sie diesen Punkt mit kräftigen, kreisenden Bewegungen der Fingerkuppe.

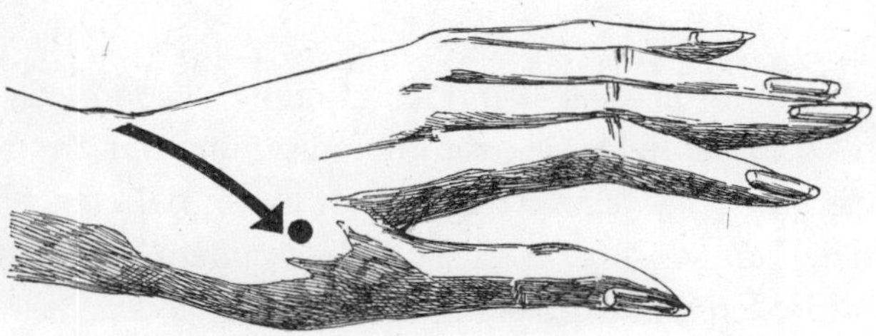

Heuschnupfen

Durch vorbeugende Maßnahmen und mit verschiedenen Hausmitteln kann allergischer Heuschnupfen zwar nicht geheilt, aber von den Betroffenen doch leichter ertragen werden.

Vorbeugung

Achten Sie auf den Pollenflugwarndienst in den Medien. Halten Sie sich in der für Sie gefährlichen Zeit so wenig wie möglich im Freien auf. Erholen Sie sich nach Regen bei Spaziergängen an der frischen Luft.

Gründliche Reinigung

Um Pollen zu entfernen, sollten Sie sich abends duschen und vor dem Zubettgehen die Haare waschen. Halten Sie nachts die Fenster im Schlafzimmer geschlossen.

Inhalation

Ein Dampfbad kann die Beschwerden lindern. Inhalieren Sie den Dampf für etwa zehn Minuten. Sie können sich auch Erleichterung mit einem Apfelessigdampfbad verschaffen.

Olivenöl

Rasche Hilfe kann Ihnen bei Heuschnupfen Olivenöl bringen, indem Sie beide Nasenlöcher mit etwas Öl ausreiben. Der Film filtert die Luft.

Honig

Wenn Sie unter allergischem Heuschnupfen leiden, sollten Sie täglich zwei Esslöffel Honig zur Immunisierung zu sich nehmen. Er sollte allerdings nur von Bienen in Ihrem näheren Umkreis stammen. Nur so ist gewährleistet, dass in dem Honig auch einige der Pollen enthalten sind, die Ihre Allergie auslösen.

Husten

Meist tritt Husten in Verbindung mit einer Erkältung auf. Vielfach wird durch Schadstoffe in der Luft oder einen Fremdkörper in der Lunge ein Reizhusten ausgelöst. Wenn keine ernsthafte Erkrankung vorliegt, können Sie mit natürlichen Hilfsmitteln die Beschwerden lindern.

Efeu

Efeu wirkt hustenstillend. Ein gestrichener Teelöffel Efeublätter wird mit einer Tasse kochendem Wasser überbrüht. Nach zehn Minuten kann der Tee abgeseiht werden. Davon sollten drei Tassen pro Tag getrunken werden.

Einreibungen

Besonders wirksam bei Husten sind ätherische Öle wie Fichten- und Kiefernnadelöl, Fenchel-, Salbei- und Myrteöl. Auch Eukalyptus- oder Pfefferminzöl eignen sich hervorragend für Einreibungen von Brust und Rücken. Die heilenden Wirkstoffe fördern nicht nur die Durchblutung im Brustbereich. Sie werden auch durch die Atmung aufgenommen und können so den Hustenreiz mildern.

Inhalation

Inhalieren mit ätherischen Ölen wirkt durch die warmen Dämpfe beruhigend auf die Atemwege und schleimlösend. Geben sie nur ein paar Tropfen des Öls in das heiße Wasser. Wirksam ist eine Inhalation dreimal täglich für etwa zehn Minuten.

Huflattich

Huflattich gilt als hervorragendes Heilmittel bei Husten. Ein Esslöffel klein geschnittener Blätter des Krauts werden mit einem Viertelliter kochendem Wasser übergossen. Nach zehn Minuten kann der Tee abgeseiht und mit Bienenhonig gesüßt werden. Es ist ratsam, den Tee gleich nach dem Aufstehen zu trinken. Der in der Nacht angesammelte Schleim kann dadurch leichter abgehustet werden.

Olivenöl

Olivenöl kann wirksam bei Husten eingesetzt werden. Mischen Sie sechs Löffel Öl mit der gleichen Menge frisch gepresstem Zitronensaft, und nehmen Sie davon stündlich einen Teelöffel voll ein, bis sich der Hustenreiz bessert.

Josefskraut

Um anhaltenden Hustenreiz zu mildern, können zur äußeren Anwendung drei Esslöffel Olivenöl mit fünf Tropfen Ysop vermischt werden. Das im Volksmund Josefskraut genannte Mittel ist für seine schleimlösende und entzündungshemmende Wirkung bekannt.

Rettichsirup

Ein großer Schwarzrettich wird in dünne Scheiben geschnitten und mit einigen Esslöffeln Honig bedeckt. Lassen Sie die Mischung mindestens vier Stunden zugedeckt ziehen. Von dem entstandenen Sirup nehmen Sie alle ein bis zwei Stunden einen Esslöffel ein.

Veilchensirup

Geben Sie zwei Esslöffel Veilchenblüten in einen halben Liter kochendes Wasser. Lassen Sie nach dem Aufkochen das Ganze noch eine halbe Stunde weiter simmern. Anschließend wird der Absud abgeseiht und langsam wieder zum Kochen gebracht. In die Flüssigkeit werden zwei bis vier Esslöffel Honig eingerührt, bis diese sirupartig wird. Nehmen Sie davon ein bis zwei Teelöffel morgens und abends ein.

Insektenstiche und Zeckenbisse

Normalerweise sind Stiche und Bisse von Insekten zwar unangenehm, aber nicht gefährlich. Falls die Stichstelle allerdings extrem anschwillt, die Wunde sich entzündet oder rote Streifen sichtbar werden, sollten Sie sich von einem Arzt behandeln lassen. Kontrollieren Sie Ihren Hund oder Ihre Katze regelmäßig auf Zecken.

Zecken entfernen

Bei Zeckenbissen sollte das Tier vorsichtig herausgedreht werden. Dabei muss darauf geachtet werden, dass der Kopf des Tieres nicht stecken bleibt. Bleibt er in der Haut, kann eine Infektion entstehen. Berühren Sie die Zecke mit einer heißen Nadel. Durch die ihr unangenehme Wärme lässt sich das Tier leichter entfernen. Durch Nagellack oder Klebstoff dagegen beißt sich das Tier nur noch fester.

Reinigen

Reinigen Sie bei einem Insektenstich die Wunde zunächst mit Wasser. Anschließend kann ein in ein Tuch gewickelter Eiswürfel auf die Stelle gedrückt werden.

Zwiebeln

Höchst wirkungsvoll für alle Arten von Insektenstichen – weil juckreizlindernd und abschwellend – ist entweder eine angeschnittene Zwiebel, die auf die Stichstelle gedrückt wird, oder ein Umschlag mit essigsaurer Tonerde.

Teebaumöl

Australisches Teebaumöl besitzt eine desinfizierende Wirkung. Ein paar Tropfen auf die Wunde geträufelt können den Juckreiz mildern und eine Schwellung verhindern.

Kopfschmerzen

Die oft dumpfen, hämmernden oder pochenden Schmerzen an Stirn, Schläfen und im Augenbereich können die verschiedensten Ursachen haben. Wenn hinter Kopfschmerzen keine organische Krankheit steckt, können die unterschiedlichsten Mittel helfen oder auch vorbeugend wirken.

Sehkraft testen

Lassen Sie Ihre Sehkraft beim Optiker oder Augenarzt testen. Auch Augenerkrankungen können die Ursache für anhaltende Kopfschmerzen sein.

Lavendel

Wer tagsüber unter Kopfschmerzen leidet, sollte abends eine Tasse Lavendelblütentee trinken. Ein gehäufter Teelöffel der getrockneten Blüten wird mit einer Tasse kochend heißem Wasser übergossen und nach fünf Minuten abgeseiht. Das ätherische Öl wirkt beruhigend und entspannend. Es ist besonders wirksam, wenn es sich um Spannungskopfschmerzen handelt.

Kartoffeln

Bei Spannungskopfschmerzen hilft ein Kartoffelbrei-Wickel. Drei große Kartoffel werden mit der Schale weich gekocht und anschließend auf einem Baumwolltuch zerdrückt. Diese Packung sollte so heiß wie möglich auf den Nacken gelegt werden. Die Wärme wirkt entspannend und lindernd.

Meerrettich

Ebenso wohltuend und wirksam ist eine Meerrettichauflage. Ungeschälter, geriebener Meerrettich wird mit etwas Wasser vermischt, auf ein Tuch gestrichen und auf den Nacken gelegt. Nach etwa zehn Minuten kann die Auflage entfernt werden.

Druckstellen meiden

Wenn Sie häufig nach dem Friseurbesuch unter Kopfschmerzen leiden, können diese durch das Zurücklegen des Kopfes über das Waschbecken ausgelöst worden sein. Lassen Sie beim nächsten Mal das Waschbecken mit Handtüchern abpolstern, oder beugen Sie den Kopf beim Waschen nach vorn.

Wasseranwendungen

Kniegüsse mit leitungskaltem Wasser lindern Kopfschmerzen auf sanfte Weise. Ebenso schmerzlindernd wirken kalte Wadenwickel.

Ätherische Öle

Gegen Spannungskopfschmerzen hilft ätherisches Öl in der Duftlampe. Vermischen Sie dafür drei Esslöffel Rosenwasser, zwei Tropfen Zitronenessenz und fünf Esslöffel Wasser.

Richtige Körperhaltung

Durch die richtige Körperhaltung beugen Sie Kopfschmerzen vor. Halten Sie genügend Abstand zum Bildschirm beim Fernsehen oder Ihrer Computertätigkeit. Ein orthopädischer Stuhl kann durchaus nützlich sein.

Weidenrinde

Geben Sie einen Teelöffel getrocknete Rindenstücke in einen Viertelliter Wasser. Lassen Sie die Mischung kurz aufkochen und anschließend noch fünf Minuten ziehen. Den abgeseihten Tee sollten Sie über den Tag verteilt trinken. Oder Sie setzen zwei gehäufte Teelöffel Rinde in einem halben Liter kaltem Wasser an und lassen es acht Stunden ziehen. Anschließend kochen Sie den Auszug kurz auf und seihen ihn ab. Den Tee trinken Sie heiß oder kalt über den ganzen Tag verteilt. Trinken Sie Weidenrindentee jedoch nicht während der Schwangerschaft.

Krampfadern

Krampfadern stellen für die Betroffenen nicht nur ein ästhetisches Problem dar, sie können auch zu offenen Beinen und Thrombosen führen. Da sich die meist angeborene Venenschwäche mit der Zeit verschlimmern kann, sollten frühzeitig Gegenmaßnahmen ergriffen werden.

Beine entlasten

Es ist ratsam, bei stehender Tätigkeit Stützstrümpfe zu tragen. Versuchen Sie, in den Pausen die Füße hoch zu lagern. Wenn Sie Übergewicht haben, können Sie durch sinnvolles Abnehmen die Beine entlasten.

Bewegung

Mit ausreichender Bewegung können Sie die Venentätigkeit unterstützen und stärken. Sportarten wie Schwimmen, Radfahren, Wandern oder Joggen eignen sich besonders. Auch gezielte Beingymnastik erhöht die Stabilität der Venen.

Wasseranwendungen

Durch Wassertreten oder Aquajogging kann die Venentätigkeit unterstützt werden. Mit kalten Unterschenkelgüssen erreichen Sie, dass sich die Venen verengen und die Venenklappen schließen.

Urin

Sehr wirkungsvoll kann nach Rücksprache mit Ihrem Arzt die Behandlung mit Eigenurin sein. Um die Beine wird zuerst ein mit dem kalten Heilsaft befeuchtetes und anschließend ein trockenes Tuch gewickelt. Wenn sich der Umschlag erwärmt, sollte er wieder erneuert werden. Sie können auch mit etwas Urin die betroffenen Venen vorsichtig betupfen.

Leberbeschwerden

Beschwerden wie Schmerzen und Druckempfindlichkeit im Oberbauch – besonders, wenn sich die Symptome nur einseitig rechts bemerkbar machen –, begleitet von Erschöpfung und Müdigkeit, können auf eine Erkrankung der Leber hindeuten und sollten immer ärztlich behandelt werden.
Wenn von ärztlicher Seite abgeklärt wurde, dass keine ernsthafte Erkrankung der Leber besteht, und die Beschwerden nur nach besonders fettigen und reichhaltigen Mahlzeiten auftreten, können Sie mit einfachen Mitteln aus der Volksmedizin oder Naturheilkunde Abhilfe schaffen.

Lebensweise

Durch eine gesunde Lebensweise, eine ausgewogene Ernährung und ausreichend Bewegung kann eine dauerhafte Schädigung der Leber nicht nur verhindert, sondern auch die Funktion als wichtiges Entgiftungsorgan unterstützt werden.

Ernährung

Wenn Sie unter einer so genannten Fettleber leiden, sollten Sie auf Schweinefleisch, Zucker und blähende Speisen verzichten.

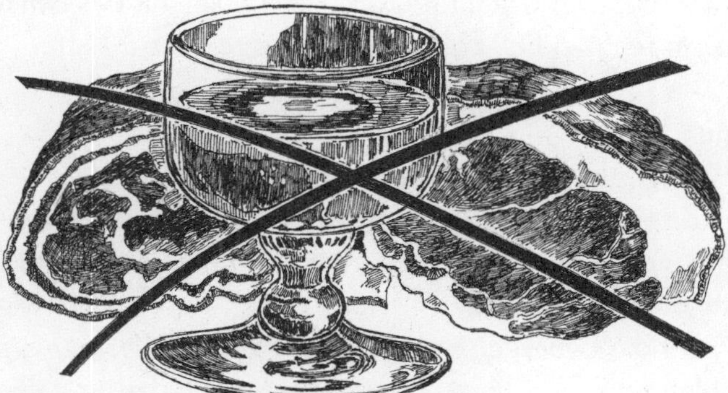

Alkohol sollten Sie nur in Maßen, besser gar nicht zu sich nehmen. Reduzieren Sie den Anteil tierischer Fette in Ihrer Nahrung. Zu empfehlen sind dagegen alle pflanzlichen Öle, die nicht erhitzt, sondern kaltgepresst sind wie Mais- oder Weizenkeimöl. Bevorzugen Sie Milchprodukte, vor allem milchsaure wie Quark.

Entgiftung

Pflaumen, roh, gekocht oder als Saft, haben eine entgiftende Wirkung. Das gilt auch für Holunderbeeren, die in Zucker gekocht sind. Beides sollte regelmäßig auf Ihrem Speiseplan stehen, wenn Sie eine Fettleber haben.

Mariendistel

Die als Heilkraut bekannte Mariendistel enthält wertvolle Substanzen, um Leberzellen zu regenerieren. Der Tee dieser Pflanze sollte über mehrere Wochen getrunken werden. Ein Teelöffel der Früchte wird mit einem Viertelliter siedendem Wasser übergossen und sollte für zehn Minuten zugedeckt ziehen. Anschließend kann der Tee abgeseiht werden.

Massage

Eine Fußreflexzonenmassage kann bei einer ärztlichen Behandlung unterstützend wirken. Massieren Sie die aus der chinesischen Heilmedizin bekannte Zone der Leber mit der Daumenkuppe am rechten Fuß von der Außenseite bis zur Mitte.

Wärme

Unterstützend und im Akutfall schmerzlindernd wirken feuchtheiße Kompressen oder eine so genannte Leberrolle. Dazu wird ein Baumwoll- oder Leinensack mit Heublumen gefüllt, im Wasserdampf erhitzt und so heiß wie möglich für eine Dreiviertelstunde auf die Lebergegend gelegt. Durch die Wärme wird die Durchblutung und Sauerstoffversorgung der Leber gesteigert.

Lippenherpes

Oft unbemerkt werden die meisten Menschen bereits im Kindesalter mit dem Herpes-simplex-Virus infiziert. Die lästigen und manchmal schmerzhaften Fieberbläschen sind meist harmlos und heilen innerhalb einer Woche ab.

Kur

Durch ein geschwächtes Immunsystem kann das Virus aktiv werden, sich vermehren und die juckenden und brennenden Fieberbläschen bilden. Mit einer Zitronensaftkur können Sie Ihre körperlichen Abwehrkräfte stärken.

Hygiene

Da Herpes sehr leicht übertragen werden kann, sollte besonders auf Hygiene geachtet werden. Sie sollten auf Küsse sowie auf die gemeinsame Benutzung von Essgeschirr verzichten.

Sonnenschutz

Auslöser für Herpes kann eine zu starke Sonnenstrahlung sein. Schützen Sie Ihre Lippen daher stets mit einer Creme mit hohem Lichtschutzfaktor.

Ätherische Öle

Bei den ersten Anzeichen kann die betroffene Stelle mit Knoblauchöl betupft werden. Ebenso wirksam ist eine Mischung zu gleichen Teilen aus Zitronen-, Teebaum- und Melissenöl, die mit einem Wattestäbchen aufgetragen wird.

Zahnpasta

Wenn bereits Lippenbläschen aufgetreten sind, können Sie sie als Sofortmaßnahme vorsichtig mit etwas Zahnpasta betupfen und trocknen lassen.

Menstruationsbeschwerden

Wenn Sie vor und während Ihren Tagen unter den verschiedensten Beschwerden leiden und Ihr Arzt keine schwerwiegende Störung feststellen kann, hilft Ihnen vielleicht einer der nachfolgenden Ratschläge.
Wenn Sie am prämenstruellen Syndrom (PMS) leiden, sollten Sie während dieser Zeit Autofahrten vermeiden. Das gilt ebenso für zu schnelle und übereilte Entscheidungen.

Gänsefingerkraut

Bei Kopfschmerzen und ziehenden Schmerzen im Unterleib hilft Gänsefingerkraut. Ein gehäufter Esslöffel des Krauts wird mit einer Tasse kochendem Wasser überbrüht. Der Tee kann nach etwa zehn Minuten abgeseiht werden.

Hormone

Störungen im Hormonhaushalt können durch Nebenwirkungen verschiedener Arzneimittel, insbesondere durch die Antibabypille verursacht werden. Oft kann eine Umstellung auf ein anderes Medikament die Beschwerden beseitigen.

Schafgarbe

Schafgarbe ist bei Frauenleiden ein wirksames und altbewährtes Heilmittel. Die Pflanze wirkt bei innerer und äußerer Anwendung krampflösend und stärkend. Für eine Tasse Tee werden zwei Teelöffel, für ein Vollbad 60 Gramm mit zwei Liter kochendem Wasser überbrüht.

Ätherische Öle

Mit Aromatherapie kann bei zu geringer Menstruation die Hormonausschüttung angeregt werden. Geben Sie in eine mit Wasser gefüllte Schale oder in eine Duftlampe einige Tropfen der ätherischen Öle von Wacholder und Majoran. Genießen Sie den Duft der Gewürze in entspannter Umgebung.

Frauenmantel

Bei zu starker Blutung ist Frauenmanteltee ein wirkungsvolles Heilmittel. Zwei Teelöffel des getrockneten Krauts werden mit einem Viertelliter kochendem Wasser überbrüht. Nach zehn Minuten kann der Tee abgeseiht und nach Bedarf mit Honig gesüßt werden.

Wickel

Unterleibswickel können bei zu starker Menstruation die Blutung mindern. Ein Leinentuch wird in fünf bis zehn Grad kaltes Wasser getaucht, ausgewrungen und um den Unterleib gewickelt. Mit einem trockenen Wolltuch wird der Umschlag abgedeckt.

Wärme

Wärme bewährt sich in jeglicher Form als wohltuend und entspannend. Sehr entkrampfend wirkt an Stelle von Heizkissen oder Wärmflasche ein im Backofen erhitztes Kirschkernsäckchen, das auf den Bauch gelegt wird. Ebenso entspannungsfördernd ist ein angewärmtes Dinkelkissen.

Safran

Bei Regelbeschwerden wirkt Safran lindernd. Bringen Sie eine große Tasse Vollmilch zum Kochen und fügen Sie eine Messerspitze Safran hinzu. Lassen Sie die Milch noch eine Minute köcheln. Trinken Sie täglich eine Tasse, mit Honig gesüßt.

Bad

Zur Linderung der Krämpfe kann ein warmes Bad beitragen, das außerdem entspannt. Als Zusatz eignen sich beispielsweise Lavendelblüten oder Rosmarinblätter.

Migräne

Migräne gilt als häufigste und schwerste Form des Kopfschmerzes. Eine Heilung dieses besonders unter Frauen weit verbreiteten Leidens ist schwierig, die Schmerzattacken lassen sich aber durch verschiedene Maßnahmen mildern.
Wenn Kinder bereits unter Migräne leiden, können oft Stresssituationen in Schule und Familie die Ursache sein. Ebenso werden Augen und Nerven durch Computerspiele und häufiges, zu langes Fernsehen überfordert.

Tagebuch

Führen Sie ein Kopfschmerztagebuch. Notieren Sie, wann die Attacken stattfinden und wie lange sie anhalten. Achten Sie darauf, durch welche Faktoren die Beschwerden ausgelöst werden können.

Entspannung

Durch Stress und Hektik im Alltag kann ein Migräneanfall ausgelöst werden. Entspannungsübungen, Yoga oder autogenes Training, die in Volkshochschulen angeboten werden, können bei der Schmerzbewältigung hilfreich sein.

Bewegung

Sport kann vorbeugend wirken und zu Beginn einer Migräneattacke den Anfall stoppen. Durch Bewegung, zum Beispiel mit Spaziergängen, Rad fahren und Joggen, wird das Gefäßsystem im Körper trainiert.

Wasseranwendungen

Wassertreten nach Pfarrer Kneipp wirkt vorbeugend bei Migräne. Ebenso wirksam kann regelmäßiges morgendliches Gehen in taufrischem Gras oder im Schnee sein.

Richtig schlafen

Sorgen Sie für einen geregelten Tagesablauf, indem Sie immer zur selben Zeit schlafen gehen und regelmäßig zur gleichen Zeit am Morgen aufstehen.

Fußbad

Zu Beginn eines Migräneanfalls kann ein heißes Fußbad hilfreich sein. Wenden Sie dieses Mittel in Verbindung mit einem Eisbeutel für die Schläfen an.

Kalte Kompressen

Legen Sie sich bei Migräne mit geschlossenen Augen in einen dunklen Raum. Kalte Kompressen auf Augen und Stirn können schmerzlindernd wirken.

Ätherische Öle

Geben Sie einige Tropfen Pfefferminzöl auf die Stirn, und reiben Sie es rund um die Augen und die Schläfen ein. Besonders geeignet sind auch die Öle von Kiefern, Fichtennadeln und Weidenrinde.

Stress mindern

Vermeiden Sie große seelische Belastungen, und versuchen Sie, Stress und Verantwortung abzubauen. Stellen Sie an sich keine zu hohen Ansprüche, und überfordern Sie sich nicht. Lernen Sie, auch einmal Nein zu sagen.

Baldrian

Setzen Sie morgens mit einer Tasse kaltem Wasser zwei Teelöffel Blätter oder Wurzelstückchen an. Lassen Sie den Ansatz etwa zehn Stunden ziehen. Nach dem Abseihen kann der Tee vor dem Zubettgehen erwärmt und getrunken werden. Baldrian wirkt vor allem bei spannungs- und stressbedingten Kopfschmerzen.

Nasenbluten

Im Normalfall ist Nasenbluten ungefährlich und kann leicht gestoppt werden. Wenn allerdings die Blutung nach zwanzig Minuten noch nicht zum Stillstand gekommen ist, sollte ein Arzt konsultiert werden. Das gilt auch für den Fall, dass die Blutung regelmäßig und ohne ersichtlichen Grund auftritt.
Wenn Nasenbluten nach einem Unfall oder einem Schlag auf den Kopf auftritt und die Nase selbst dabei nicht verletzt wurde, könnte ein Schädelbruch vorliegen. Es sollte umgehend ein Arzt gerufen werden.

Kopfhaltung

Bei Nasenbluten darf der Kopf keinesfalls nach hinten gebeugt werden. Am besten setzen Sie sich und beugen sich vor, um die Blutung rasch zu stillen.

Vitamin C

Mit dem Genuss von Orangen kann Nasenbluten vorgebeugt werden. Die konzentrierte Zufuhr von Vitamin C ermöglicht den Schleimhäuten in der Nase und den Nebenhöhlen eine erhöhte Speicherung von Feuchtigkeit.

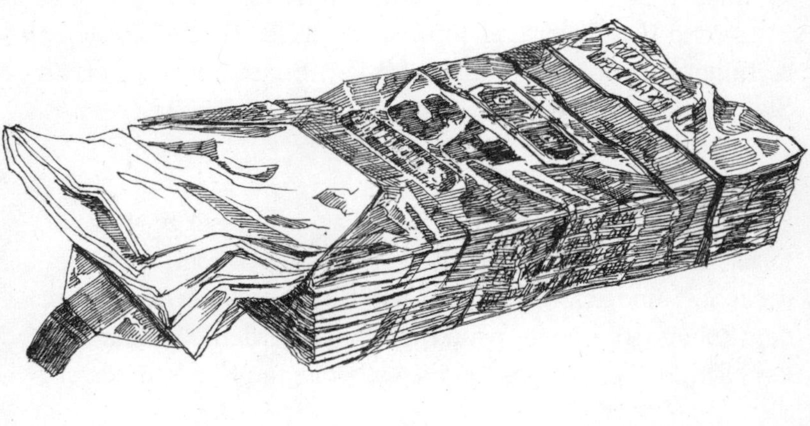

Kühlen
Blutstillend wirken kalte Kompressen. Ein kaltes, feuchtes Tuch oder eine Eispackung auf den Nacken oder die Nasenwurzel drücken, die Blutgefäße verengen sich, und die Blutung stoppt.

Ernährung
Wenn Sie zu Nasenbluten neigen, kann hoher Blutdruck dafür verantwortlich sein. Achten Sie auf Ihre Cholesterinwerte. Essen Sie weniger Fett und mehr Gemüse.

Eichenrinde
Führen Sie wechselweise in die Nasenlöcher Wattepfropfen ein, die mit Eichenrindenabkochung getränkt wurden. Geben Sie dafür auf eine Tasse Wasser einen Teelöffel Eichenrinde, und lassen Sie das Ganze zwei bis drei Minuten kochen.

Brennnesseln
Ein Tampon, mit Brennnesselsaft getränkt, kann in das blutende Nasenloch eingeführt werden und für rasche Abhilfe sorgen. Benutzen Sie notfalls ein zusammengedrehtes Taschentuch.

Mundatmung
Als Sofortmaßnahme sollten die beiden Nasenlöcher für etwa fünfzehn Minuten fest zugedrückt und dabei durch den Mund geatmet werden. Schnäuzen Sie nicht gleich wieder, wenn die Blutung gestoppt ist, und entfernen Sie die Krusten erst, wenn die verletzten Blutgefäße nach etwa einer Woche abgeheilt sind.

Hirtentäschel
Dieses Heilkraut gilt als blutstillendes Mittel. Übergießen Sie einen Teelöffel des getrockneten Krautes mit einer Tasse heißem Wasser. Nach zehn Minuten kann der Tee abgeseiht und durch die Nase aufgeschnupft werden.

Nesselsucht

Meist handelt es sich bei diesem Hautausschlag um eine überempfindliche, allergische Reaktion auf bestimmte Nahrungsmittel, Medikamente, Insektenstiche und Chemikalien. Die Überreaktion kann auch angeboren oder seelisch bedingt sein.
Wenn Sie häufiger unter Nesselsucht leiden oder die Beschwerden nicht nach einiger Zeit verschwinden, sollte ein Arzt aufgesucht werden, um die Ursachen abzuklären und eine geeignete Therapiemöglichkeit zu erörtern.

Aufzeichnungen

Am besten ist es, die Auslöser zu meiden. Führen Sie Buch darüber, bei welchen Gelegenheiten der Ausschlag auftritt und was der auslösende Faktor sein könnte.

Salz

Wenn das Auftreten der Quaddeln mit quälendem Juckreiz verbunden ist, kann eine Salzwasserauflage lindernd wirken. Geben Sie zwei Esslöffel Salz in einen Liter Wasser. Ein Baumwolltuch wird in die Lösung getaucht, ausgewrungen und für etwa zehn Minuten auf die betroffene Stelle gelegt.

Apfelessig

Sehr heilsam für die gereizte Haut ist eine kühlende Auflage mit verdünntem Apfelessig, um den Säureschutzmantel der Haut zu regenerieren.

Bad

Nehmen Sie vor dem Schlafengehen ein kühles Voll- oder Teilbad. Beruhigend auf die Haut wirken Lavendelöl oder Kamillentinktur, die Sie dem Badewasser zusetzen. Baden Sie nicht länger als 15 Minuten.

Neurodermitis

Die Veranlagung zu dieser Krankheit ist meist erblich bedingt. Allerdings führen erst bestimmte Auslöser wie Umwelteinflüsse, Nahrungsmittel, seelische Überlastung und Stress zu einem Ausbruch dieser Hautkrankheit. Es ist sehr schwierig, die genaue Ursache dieser Krankheit festzustellen. Darum können auch meist nur die Symptome behandelt werden.

Allergenfreie Produkte

Bei Säuglingen wird die Gefahr, an Neurodermitis zu erkranken, durch eine lange Stillzeit verringert. Wenn das Kind nicht oder weniger als sechs Monate voll gestillt werden kann, sollten allergenfreie Produkte gefüttert werden. Fertignahrung trägt meist den Zusatz »hypoallergen«.

Kühlen

Um den Juckreiz zu mildern, können Sie eine Eispackung auf die betroffene Stelle legen. Geben Sie zerstoßenes Eis in einen Plastikbeutel, wickeln Sie ein Tuch darüber, und lassen Sie die Auflage mindestens fünfzehn Minuten wirken.

Bad

Für folgendes alte Hausrezept geben Sie eine Mischung aus einem Esslöffel Olivenöl und 250 Milliliter Vollmilch in Ihr Badewasser. Die Dauer eines Vollbades in dem 37 Grad warmen Wasser sollte etwa zehn Minuten betragen. Die Haut sollte nicht abgetrocknet, sondern nur abgetupft werden.

Heilkräuter

Wenn Sie kein spezielles Pflegemittel haben, können Sie die Haut nach dem Waschen oder Baden mit Ringelblumensalbe oder Johanniskrautöl leicht einreiben.

Niedriger Blutdruck

Wenn niedriger Blutdruck sich durch Beschwerden wie Müdigkeit, Antriebslosigkeit oder Schwindel bemerkbar macht, kann der Kreislauf meist durch bewährte Hausmittel wieder in Schwung gebracht werden.

Abreibung

Mit einer Rosmarin-Rosen-Abreibung können Sie am Morgen den niedrigen Blutdruck wirkungsvoll bekämpfen. Geben Sie in das zur Hälfte mit kaltem Wasser gefüllte Waschbecken etwa zehn Tropfen Rosmarinöl und sechs Esslöffel Rosenwasser. Reiben Sie den gesamten Körper mit einem angefeuchteten Waschhandschuh ab.

Stützstrümpfe

Wenn bei niedrigem Blutdruck zu viel Blut in die Beinvenen absackt, können Stützstrümpfe hilfreich sein. Ziehen Sie noch im Bett liegend die Strümpfe an. Dadurch kann eine Ansammlung von Blut in den Beinen vermieden werden.

Bewegung

Trainieren Sie Ihren Körper durch sportliche Ausdaueraktivitäten wie Rad fahren, Joggen, Wandern, Schwimmen oder Gymnastik. Wer es etwas gemütlicher bevorzugt, erzielt dieselbe Wirkung mit zügigen Spaziergängen an der frischen Luft.

Richtig aufstehen

Sorgen Sie nachts für ausreichenden Schlaf. Lassen Sie sich genügend Zeit beim Aufstehen. Gymnastikübungen im Bett regen den Kreislauf an. Um die Herzleistung zu erhöhen, können Sie eine Tasse Kaffee bereits im Bett trinken. Anschließend fällt Ihnen das Aufstehen leichter.

Wechselduschen

Beginnen Sie den Morgen mit kalt-warmen Wechselduschen. Zum Abschluss sollten Sie immer kalt duschen. Mit anschließenden Bürstenmassagen kann der Kreislauf angeregt werden.

Alkohol

Da Alkohol blutdrucksenkend wirkt, sollte bei niedrigem Blutdruck auf dieses Genussmittel verzichtet werden.

Ernährung

Eine ausgewogene Ernährung wirkt sich ausgleichend auf Ihren Blutdruck aus. Mit kleineren Mahlzeiten entlasten Sie Ihren Magen und ermüden nach dem Essen nicht so schnell.

Rosmarin

Rosmarin gilt durch seine anregende Wirkung als Muntermacher. Vermischen Sie zehn Tropfen Rosmarinöl und zwei Esslöffel Honig mit etwas Milch. Geben Sie diese Mixtur in ein etwa 36 Grad warmes Vollbad. Nach etwa einer Viertelstunde Badezeit sollten Sie sich etwas Ruhe gönnen.

Ätherische Öle

Außer Rosmarin wirken auch andere Öle anregend, beispielsweise Zitrone, Orange, Muskatellersalbei, Kampfer oder Ysop. Sie können einige Tropfen von dem Öl oder einer Mischung in die Duftlampe geben.

Basilikum

Basilikum ist nicht nur Küchengewürz, sondern wirkt als belebender Tee auch heilsam. Ein gehäufter Teelöffel des getrockneten Krauts wird mit einem Viertelliter kochendem Wasser überbrüht. Nach zehn Minuten kann der Tee abgeseiht und morgens und mittags eine Tasse getrunken werden.

Nierenbeckenentzündung

Meist macht sich eine Erkrankung der Nieren durch ein schlechtes Allgemeinbefinden, verbunden mit Rückenschmerzen und Müdigkeit bemerkbar. Mit gezielten Maßnahmen können Sie die ärztliche Behandlung unterstützen.

Kamille

Trinken Sie mindestens zwei Liter täglich, am besten Heiltees. Besonders mit Kamillentee kann eine Infektion bekämpft werden. Zur Schmerzlinderung können Sie alle zehn Minuten zwanzig Tropfen Kamillentinktur einnehmen.

Ernährung

Durch ihren hohen Kaliumgehalt eignen sich Birnen, roh oder als Kompott, zur Entwässerung und Entgiftung. Ebenso wirkt Spargel, am besten frischer. Bereiten Sie zudem die Speisen möglichst salzarm zu. Frische Kräuter, Pflanzen und Gemüse regen die Nierentätigkeit an. In Rettich, Radieschen, Meerrettich, Kürbis, Karotte und Gurke sind Wirkstoffe enthalten, die heilend wirken können und die Ausscheidung der Krankheitserreger unterstützen.

Kartoffelauflage

Sehr wohltuend ist eine Auflage mit gekochten, heißen und zerquetschten Kartoffeln. Die zerdrückten Knollen werden auf die Nieren aufgetragen und mit einem Tuch abgedeckt.

Hagebutten

Linderung verspricht ein harntreibender Hagebuttentee. Ein gehäufter Teelöffel der zerkleinerten Früchte wird mit einem Viertelliter kochendem Wasser überbrüht und nach etwa zehn Minuten abgeseiht. Schluckweise nach den Mahlzeiten trinken.

Nierensteine

Durch verschiedene Faktoren wie zum Beispiel Harnwegsinfektionen, Flüssigkeitsmangel, Ernährungsfehler oder auch erbliche Veranlagung können sich Nierensteine bilden. Abhängig von ihrer jeweiligen Ursache unterscheiden sich die Steine in ihrer chemischen Zusammensetzung erheblich, was für vorbeugende und therapeutische Maßnahmen wichtig ist. Unterstützend zur ärztlichen Behandlung eignen sich verschiedene Mittel, um Nierensteine auszuschwemmen oder deren Entstehung zu verhindern.

Flüssigkeitszufuhr

Achten Sie auf eine reichliche Flüssigkeitszufuhr. Insbesondere an heißen Tagen oder bei schweißtreibender körperlicher Arbeit sollten Sie viel trinken. Dadurch können die Nieren gut durchgespült und vorhandene Kristalle ausgeschieden werden.

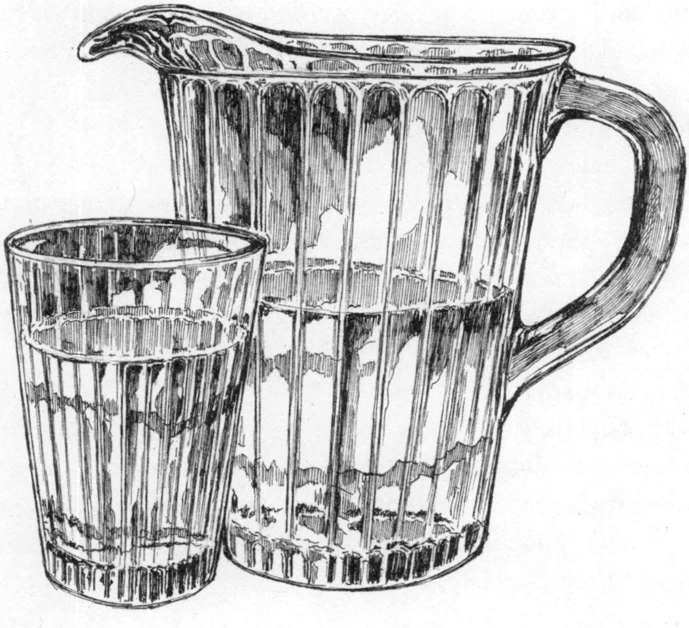

Ernährung

Wenn Sie zu Nierensteinen neigen, sollten Sie Kaffee, schwarzen Tee, Milch und unverdünnte Säfte nur mäßig zu sich nehmen. Verzichten Sie auf fettreiche Nahrung, und nehmen Sie vorzugsweise mageres Fleisch, Käse oder Fisch zu sich. Ein hoher Oxalsäurespiegel in Blut und Gewebe kann die Bildung von Steinen begünstigen. Essen Sie deshalb Lebensmittel wie Rhabarber, Tomaten und Spinat nur in Maßen. Greifen Sie dagegen ordentlich bei Vitamin-A reichem Gemüse wie Karotten oder Kürbis zu, um die Nierengeweberegeneration zu unterstützen.

Bewegung

Wenn sich bereits ein Stein gebildet hat, kann dieser durch Treppensteigen, Reiten oder Springen in Bewegung geraten. Auch leichte Gymnastik hilft, Steine aus dem Nierenbecken in den Harnleiter zu befördern. Körperliche Belastung fördert außerdem den Aufbau von Knochen und Muskeln. Überschüssiges Kalzium kann so eingelagert werden und steht nicht mehr zur Steinbildung zur Verfügung.

Heilkräuter

Verschiedene harntreibende Heilkräuter helfen, den Stein aus der Niere auszuspülen. Sehr wirksam ist ein Tee zu gleichen Teilen aus Bärentrauben-, Birken- und Preiselbeerblättern. Ein Teelöffel dieser Mischung wird mit einer Tasse kochendem Wasser überbrüht und nach etwa fünfzehn Minuten abgeseiht.

Stress abbauen

Zur Entstehung von Nierensteinen kann psychischer Dauerstress und anhaltendes Kältegefühl im Körper beitragen. Sorgen Sie also vorbeugend für regelmäßige, seelische Entspannung mittels Yoga oder autogenem Training und vermeiden Sie kalte Füße, kaltes Sitzen und kalte Getränke.

Ohrenschmerzen

Leichte Ohrenschmerzen können mit Hausrezepten gebessert werden. Wenn allerdings die Beschwerden immer wieder oder auch verstärkt auftreten oder gar mit Kopfschmerzen und leichtem Fieber verbunden sind, sollte ein Arzt aufgesucht werden.

Fremdkörper entfernen

Wenn die Schmerzen durch einen Fremdkörper im Ohr verursacht werden, sollte dieser auf keinen Fall selbst entfernt werden. Die Gefahr, dabei das Trommelfell zu verletzen, ist sehr groß. Verwenden Sie auch keine Wattestäbchen, sondern so genannte Ohrenhäkchen, um das Ohr zu reinigen.

Urin

Bei Ohrenschmerzen können Sie frischen warmen Urin mehrmals täglich in den Gehörgang träufeln und mit einem Pfropfen, in der Apotheke erhältlich, verschließen. Sie können ebenso einen aus Watte gedrehten kleinen Stöpsel mit Urin beträufeln und vorsichtig in das Ohr stopfen.

Wärme

Bei vielen Entzündungsbeschwerden wird Wärme meist als wohltuend empfunden. Sehr rasch wirkt eine in ein Tuch gewickelte Wärmflasche mit heißem Wasser. Sie können ebenso ein kleines Leinentuch mit leicht erwärmtem Olivenöl beträufeln und auf das schmerzende Ohr legen.

Zitronen

Bei Ohrenentzündungen kann frisch gepresster Zitronensaft, in das schmerzende Ohr geträufelt, hilfreich sein. Unterstützend zu dieser Anwendung kann noch Zitronenöl in die Schläfen massiert werden.

Schlafstörungen

Greifen Sie nicht gleich zu Arzneimitteln, wenn Sie unter Schlafstörungen leiden und vom Arzt kein organisches Leiden festgestellt wurde. Falls Sie abends nicht einschlafen oder nachts mehrmals aufwachen und nicht wieder einschlafen, können Ihnen verschiedene Mittel aus der Volksheilkunde helfen.

Umfeld prüfen

Ein ausgeglichenes Raumklima, die richtige Beschaffenheit der Matratze und Bettwäsche aus Naturfasern sind wichtige Voraussetzungen für einen gesunden Schlaf.

Wasseranwendungen

Wasseranwendungen sind uns besonders durch Pfarrer Kneipp als Heilmittel bei Schlafstörungen bekannt. Ein Halbbad mit 15 Grad kaltem Wasser oder auch abendliches Wassertreten kann den Schlaf fördern. Allerdings sollten die Füße vor dieser Behandlung warm sein.

Ätherische Öle

Geistige und körperliche Verkrampfungen können durch warmes Wasser mit heilsamen Kräutern gelöst werden. Als wirkungsvolle Einschlafhilfe gilt ein Bad mit folgenden Zusätzen: Fünf Tropfen Lavendel, zwei Esslöffel Hagebuttenkernöl sowie je drei Tropfen Rosenöl und Kamille werden gemischt und in das warme Wasser gegeben. Nach 15 Minuten Badezeit sollten Sie sich sofort in das vorgewärmte Bett legen.

Hopfen

Nicht nur in alkoholischer Form, wenn Sie vor dem Schlafengehen ein Glas Bier trinken, macht Hopfen müde. Sehr wirkungsvoll ist Hopfentee. Mit einem Viertelliter kochendem Wasser werden ein bis zwei frische oder getrocknete Hopfenzapfen übergossen. Nach zehn Minuten kann der Tee abgeseiht und, am besten mit Honig gesüßt, abends vor dem Schlafengehen getrunken werden.

Apfelessig

Nervenberuhigend wirkt ein Schlaftrunk mit Apfelessig. Zwei Teelöffel dieses Heilmittels werden mit der gleichen Menge Bienenhonig in einem Glas Wasser verrührt und sollten in kleinen Schlucken vor dem Schlafengehen zu sich genommen werden.

Ess- und Trinkgewohnheiten

Um nachts nicht von einer übervollen Blase geweckt zu werden, sollten Sie die erforderliche Menge an Flüssigkeit über den Tag verteilt trinken. Nehmen Sie abends nur leichte, keine schwer verdaulichen Speisen zu sich. Verzichten Sie auf den Genuss von Alkohol und Kaffee vor dem Schlafengehen.

Milch

Als Einschlafhilfe kann eine Tasse warme Milch mit einer Prise Muskat oder etwas Honig hilfreich sein. Sie können auch eine Zwiebel mit Milch erwärmen und vor dem Trinken die heilsame Knolle entfernen.

Baldrian

Mit seiner beruhigenden Wirkung hilft Baldrian als Bad und in Form von Tee. Für das Baldrianbad geben Sie zwei Esslöffel der Wurzel in einen Liter siedendes Wasser. Diese Mischung kochen Sie zehn Minuten lang. Nach dem Abseihen verwenden Sie den Sud als Badezusatz. Für den Tee überbrühen Sie einen Teelöffel Baldrianblüten mit einem Viertelliter heißem Wasser. Nach fünf Minuten können Sie den Tee abseihen und noch heiß, nach Bedarf mit Honig gesüßt, trinken.

Schnupfen

Wenn unsere Nasenschleimhaut Schwächen zeigt, haben Erkältungserreger leichtes Spiel, und häufiger Niesreiz und Kitzeln in der Nase künden meist schon bald den aufziehenden Schnupfen an. Aber die Beschwerden lassen sich meist mit einfachen Hausrezepten gut lindern.

Immunsystem stärken

Nur bei einem geschwächten Immunsystem haben die Erkältungsviren eine Chance. Mit vitaminreicher Ernährung und reichlich Bewegung können die Abwehrkräfte gestärkt werden. Nehmen Sie bereits bei den leisesten Anzeichen einer Erkältung Vitamin C in hoher Dosierung, am besten in Form frisch gepressten Orangen- oder Zitronensafts. Regelmäßige Saunagänge können ebenfalls vorbeugend wirken. Wenn Sie sich allerdings bereits einen Schnupfen zugezogen haben, verzichten Sie auf die Sauna.

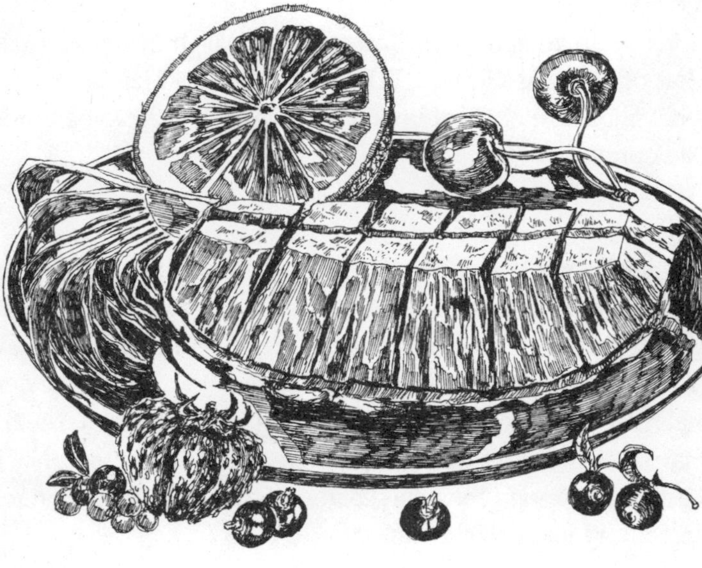

Spülungen

Mit einer Salzspülung können Sie entzündete Nasenschleimhäute zum Abschwellen bringen. Lösen Sie eine Messerspitze Salz in einem Glas lauwarmem Wasser auf. Ziehen Sie kräftig das Salzwasser abwechselnd in einem Nasenloch auf, während Sie das andere zuhalten. Zur Spülung können Sie auch Zinnkrauttee verwenden.

Zwiebeln

Nach einem Zwiebeldampfbad fällt Ihnen das Atmen leichter. Eine klein geschnittene Zwiebel wird kurz in Wasser gekocht. Der aufsteigende Dampf sollte etwa zehn Minuten lang, geschützt mit einem Handtuch über dem Kopf, eingeatmet werden. Achten Sie darauf, dass der Dampf nicht zu heiß ist, damit Sie sich nicht verbrühen.

Zimt

Trinken Sie reichlich, am besten Frucht- und Gemüsesäfte sowie Kräutertees. Fügen Sie dem Tee etwas Honig und eine Prise Zimt zu. Dieses Gewürz gilt als Bakterien- und Virenkiller.

Flüssigkeit

Versorgen Sie Ihren Körper mit reichlich Flüssigkeit, um das Nasensekret flüssig zu halten und einem Verstopfen der Stirn- und Nasennebenhöhlen entgegenzuwirken. Vor allem Frucht- und Gemüsesäfte versorgen Ihren Körper gleichzeitig mit wichtigen Vitaminen.

Ätherische Öle

Reiben Sie vor dem Einschlafen den Bereich zwischen Nase und Oberlippe mit ein oder zwei Tropfen Eukalyptus- oder Kampferöl ein. Dadurch fällt das Atmen während des Schlafens leichter, der Schlaf wird erholsamer.

Schuppenflechte

Die Ursachen der Schuppenflechte sind weitgehend unbekannt. Die Veranlagung zu dieser nicht ansteckenden Krankheit kann erblich sein. Infektionskrankheiten, Hautverletzungen, Medikamente oder auch psychische Belastungen können eine Schuppenflechte auslösen.

Pflege

Wenn sich auch die Krankheit selbst kaum heilen lässt, so können doch die Symptome gelindert werden. Verwenden Sie möglichst milde Produkte zur Reinigung und Pflege. Vermeiden Sie jede Irritation, Schädigung oder Verletzung der Haut.

Kühlen

Mit Kälte kann der oft bei Schuppenflechte auftretende Juckreiz gelindert werden. Ein Plastikbeutel wird mit zerstoßenem Eis gefüllt und fest verschlossen. Die in ein Tuch gewickelte Packung kann auf die betroffene Stelle gelegt werden und sollte mindestens eine Viertelstunde wirken können.

Salz

Sehr heilsam ist ein Badeaufenthalt am Toten Meer. Doch auch ein Salzbad in der Badewanne kann eine wirksame Anwendung bei Hauterkrankungen sein. Geben Sie ein Kilogramm Meersalz aus der Apotheke oder dem Reformhaus in das Wasser.

Sonnenstrahlung

Sonne und UV-Strahlen können sich positiv bei Schuppenflechte auswirken. Kurze Sonnenbäder oder Sonnenduschen im Solarium können also durchaus zu einer Besserung beitragen, vermeiden Sie aber einen Sonnenbrand, da Sie sich durch Pflegemittel nicht schützen können.

Schürfwunden und kleine Verletzungen

Verschiedene Hausmittel eignen sich zur Behandlung von kleinen und oberflächlichen Schnitt-, Stich-, Biss- oder Schürfwunden. Größere und stark blutende Verletzungen sollten aber immer ärztlich versorgt werden. Außerdem sollten Sie immer sicherstellen, dass ein ausreichender Tetanus-Impfschutz vorhanden ist.

Knoblauch

Besonders bei Bissen von Hund oder Katze kann die Wunde mit Knoblauchwasser ausgewaschen werden. Durch die antiseptische Wirkung der vielseitig verwendbaren Knolle können sich weniger Bakterien entwickeln. Geben Sie auf ein Glas Wasser den ausgepressten Saft von zwei Knoblauchzehen.

Teebaumöl

Meist genügt bei kleinen Verletzungen ein Heftpflaster, auf das Sie einige Tropfen Australisches Teebaumöl geben können. Solange sich Rötungen am Rand der Wunde zeigen, kann dieses Heilpflaster alle drei Stunden erneuert werden.

Honig

Honig besitzt eine entzündungshemmende und keimtötende Wirkung. Bestreichen Sie die Wunde mit diesem naturreinen Heilmittel, und decken Sie sie mit einem Pflaster oder einem Mullverband ab.

Ringelblumen

Ringelblumen gelten als eine der wichtigsten Heilpflanzen für die Wundheilung. Die frischen Pflanzen können sofort auf die Verletzung gelegt werden. Bei schlecht heilenden Wunden sind feuchte Umschläge mit dem Absud von Ringelblumen heilsam.

Sodbrennen

Wenn Sodbrennen durch eine ernsthafte Erkrankung ausgelöst wird, sollte ein Arzt zu Rate gezogen werden. Ansonsten gibt es verschiedene Maßnahmen, die Sie ausprobieren können.

Ernährung

Oft tritt Sodbrennen nach zu üppigen Mahlzeiten auf. Eine Umstellung auf eine ballaststoffreiche Ernährung kann einer erhöhten Produktion der Magensäure entgegenwirken. Setzen Sie viel frisches Gemüse und Obst auf den Speiseplan.

Säfte

Karottensaft kann bei Sodbrennen lindernd wirken. Trinken Sie bei Beginn der Beschwerden etwa einen Viertelliter dieses alten Heilmittels. Ebenso wirksam ist die Einnahme von Kartoffelsaft.

Essgewohnheiten

Eine Änderung der Essgewohnheiten kann einen Überschuss von Magensäure verhindern. Nehmen Sie kleine Portionen über den Tag verteilt zu sich. Essen Sie in Ruhe, und kauen Sie die Speisen langsam und gut.

Richtig sitzen

Achten Sie auf die richtige Körperhaltung. Sitzen Sie beim Essen aufrecht, und gehen Sie beim Bücken in die Knie. Eine gebeugte Haltung kann auf den Magen drücken.

Richtig schlafen

Nehmen Sie die Abendmahlzeit möglichst nicht später als 18 Uhr zu sich, und gehen Sie anschließend nicht gleich ins Bett. Schlafen Sie mit erhöhtem Oberkörper. Dadurch wird Ihr Magen nicht eingeknickt.

Medikamente

Prüfen Sie, ob die Einnahme von Medikamenten die Beschwerden auslöst. Vor allem blutdrucksenkende Mittel, starke Schmerzmittel und Hormonpräparate können zu Sodbrennen führen.

Genussmittel

Es ist ratsam, auf Alkohol, Zigaretten und Kaffee zu verzichten oder den Konsum dieser Genussmittel zumindest einzuschränken. Weißwein begünstigt Sodbrennen mehr als Rotwein.

Übergewicht abbauen

Vermeiden Sie bei einer Übersäuerung des Magens Übergewicht, und bauen Sie bereits vorhandene überflüssige Pfunde ab.

Heilerde

Heilerde hilft, Magensäure zu neutralisieren. Verrühren Sie einen Teelöffel der pulverisierten Erde in etwas Wasser und nehmen dieses bewährte Mittel vor dem Essen ein.

Enzian

Vor fettem, schwerem Essen kann ein Glas Enzianschnaps vorbeugend gegen Sodbrennen wirken. Ebenso heilsam ist ein Tee, der aus der Wurzel des gelben Enzians zubereitet wird. Übergießen Sie einen Teelöffel der zerkleinerten Wurzel mit einer Tasse siedendem Wasser. Nach etwa drei Minuten kann der Tee abgeseiht und schluckweise getrunken werden.

Heilkräuter

Mischen Sie zu gleichen Teilen Eibischblätter, Kamille, Melisse, Fenchel und Süßholz. Mit einer Tasse heißem Wasser wird ein Teelöffel dieser Mischung überbrüht. Lassen Sie den Tee zehn Minuten ziehen, und seihen Sie ihn ab. Trinken Sie bei Bedarf eine Tasse ungesüßt.

Sonnenbrand

Trotz Warnungen der Ärzte vor zu intensiver Sonnenbestrahlung hat sich das Schönheitsideal gebräunter Haut bei vielen Menschen bis heute hartnäckig gehalten. Cremes und Lotionen können zwar vor Sonnenbrand, aber keinesfalls vor Hautkrebs schützen. Außerdem altert Haut, die häufig intensiver Sonnenbestrahlung ausgesetzt ist, wesentlich schneller.

Apfelessig

Wenn Sie leichtes Brennen und Spannen der Haut spüren, sollten Sie sofort aus der Sonne gehen und sich ein schattiges Plätzchen suchen. Legen Sie mit Apfelessig getränkte Kompressen auf die betroffenen Hautpartien. So können Sie ein Anschwellen der Haut und Bläschenbildung verhindern.

Schutz

Setzen Sie sich vor allem während der Mittagszeit nicht ungeschützt den Sonnenstrahlen aus. Bleiben Sie lieber im Schatten. Schützen Sie sich ausreichend mit einer Creme, besonders die empfindlichen Lippen, wenn Sie auf ein Sonnenbad nicht verzichten wollen.

Pigmentflecken

Verzichten Sie bei einem Sonnenbad auf Deodorant, Parfüm und andere Kosmetika, da an den davon betroffenen Körperstellen bleibende Hautverfärbungen entstehen können.

Gewöhnung

Gewöhnen Sie Ihre Haut bereits im Voraus langsam an die Sonne, wenn Sie einen Aufenthalt in einem heißen Land planen. Regelmäßige, kurze Sonnenbäder oder ein schwaches Solarium sind empfehlenswert.

Jogurt

Durch Sonnenbrand geschädigte Haut kann durch eine Jogurtauflage gekühlt werden. Tragen Sie den mit einigen Tropfen Knoblauchwasser angerührten Jogurt auf die betroffene Stelle auf. Nach etwa einer Viertelstunde kann die Auflage mit lauwarmem Wasser abgewaschen werden. Die Auflage lässt sich nach Belieben wiederholen, bis Sie das Gefühl haben, die sonnengereizte Haut beruhigt und erholt sich.

Flüssigkeitszufuhr

Nach einem zu lange ausgedehnten Sonnenbad sollten Sie viel Flüssigkeit zu sich nehmen. Trinken Sie mindestens einen Liter Kräutertee, Mineralwasser oder Obst- und Gemüsesaft, um den Wasser- und Mineralienverlust Ihres Körpers wieder auszugleichen.

Tomaten

Gekühlte, aufgeschnittene Tomaten können bei einem Sonnenbrand lindernd wirken. Reiben Sie damit mehrmals hintereinander die geschädigten Hautpartien ein, bis die Schmerzen nachlassen.

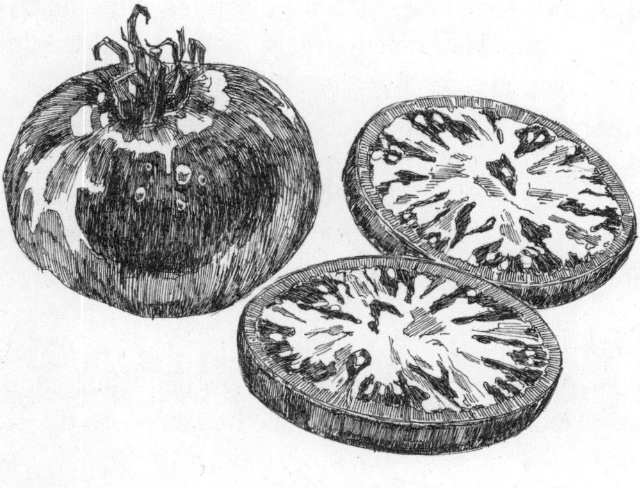

Schwarzer Tee

Wenn die Augenlider durch zu viel Sonne geschädigt sind, können Auflagen mit schwarzem Tee heilend wirken. Brühen Sie den Tee auf, und legen Sie die abgekühlten Beutel auf die geschlossenen Lider.

Salat

Ein sehr einfaches und alt bewährtes Hausmittel bei Sonnenbrand ist Kopfsalat. Die Blätter sollen etwa für fünf Minuten im Wasser kochen. Mit dem abgeseihten und abgekühlten Sud können die betroffenen Stellen betupft werden. Oder Sie tränken einen Baumwoll-Pad oder ein Leinentuch mit dem Sud und behandeln die gereizten Stellen mit einer Auflage.

Quark

Verrühren Sie Quark mit etwas Milch. Streichen Sie die Masse auf ein Leinen- oder Baumwolltuch, und legen Sie dieses auf die verbrannte Haut. Nach einer halben Stunde wiederholen Sie die Anwendung noch einmal mit frischem Quark.

Buttermilch

Reiben Sie die betroffenen Stellen einfach mit Buttermilch ein. Nutzen Sie dieses Hausmittel anstelle einer Salbe, denn diese könnte die Beschwerden noch verschlimmern.

Zitrone

Bewährt hat sich auch das Einreiben mit frischen Zitronen. Halbieren Sie eine frische Zitrone, und streichen Sie mehrmals täglich mit der Schnittfläche die gereizte Haut ein.

Aloe-Vera-Gel

Kühlendes Aloe-Vera-Gel – am besten aus dem Kühlschrank – lindert die Hautreizung und fördert die Regeneration der Haut.

Verbrennungen und Verbrühungen

Meist entstehen äußerliche Verbrennungen und Verbrühungen bei Unfällen oder durch den sorglosen Umgang mit heißem Wasser, heißen Gegenständen oder Feuer. Sie sollten nur bei leichten und nicht zu großflächigen Verletzungen die Wunde selbst behandeln.

Kühlen

Kühlen Sie sofort nach einer Brandverletzung die betroffene Stelle so lange mit kaltem Wasser, bis die Schmerzen nachlassen. Durch diese Maßnahme kann der Krankheitsverlauf gestoppt werden. Wenn sich bereits Blasen gebildet haben, sollten diese nicht aufgestochen werden.

Milch

Sehr wirksam ist ein kalter Milchumschlag. Das mit Milch getränkte Tuch wird auf die verbrannte Hautstelle gelegt. Nach etwa einer Stunde sollte der Umschlag erneuert werden.

Teebaumöl

Sollte die betroffene Stelle auch zugleich verschmutzt sein, kann ein Verband, getränkt mit einigen Tropfen Teebaumöl, aufgelegt und täglich erneuert werden. Die antiseptische Wirkung des Teebaumöls beugt einer Infektion vor.

Sofortmaßnahmen

Ziehen Sie sofort die Kleidung aus, wenn Sie Säure oder heiße Flüssigkeit über den Körper geschüttet haben. Die betroffene Stelle sollte nach Möglichkeit sofort mit kaltem Wasser behandelt werden. Wenn die Kleidung bereits auf der Haut klebt, sollte diese nur mit kaltem Wasser besprüht werden, bis der Arzt aufgesucht werden kann.

Kartoffeln

Mit einer Auflage von zu Brei zerriebenen rohen Kartoffeln können die Schmerzen gelindert und zugleich die Regeneration der Hautzellen gefördert werden.

Karotten

Sehr wohltuend und wirkungsvoll ist eine Heilpackung mit Karotten. Streichen Sie vorsichtig den Brei von zwei geriebenen Karotten auf die Wunde. Die Auflage kann nach einer halben Stunde wiederholt werden.

Trinken

Nehmen Sie sehr viel Flüssigkeit, am besten Mineralwasser ohne Kohlensäure zu sich.

Honig

Honig ist ein altbewährtes Mittel bei Verbrennungen. Streichen Sie etwas Honig auf die verbrannte Stelle. Damit können Sie die Blasenbildung verhindern und den Schmerz lindern.

Ringelblume

Die Ringelblume verfügt über wundheilende, antibakterielle und keimtötende Eigenschaften. Darum ist ein Umschlag mit einem Blütenaufguss besonders bei verbrannten Hautstellen lindernd und heilend. Sie kochen einen Esslöffel Ringelblumenblüten mit einem halben Liter Wasser kurz auf. Den abgeseihten Sud können Sie für den Umschlag verwenden.

Urin

Urinbehandlungen lassen die Haut gut abheilen und lindern die Schmerzen. Beträufeln Sie die betroffenen Hautstellen, wenn möglich mit Ihrem eigenen Urin. Sie können auch eine Urinkompresse auf die Brandverletzung legen.

Verstauchungen

Bei Verstauchungen handelt es sich meist um Sportverletzungen. Wenn kein Bruch vorliegt, können durch verschiedene Sofortmaßnahmen die Schmerzen gelindert und Schwellungen verhindert werden.
Die Verletzungsgefahr kann durch die richtige Vorbereitung bei sportlichen Aktivitäten eingeschränkt werden. Das Aufwärmen der Muskeln, Einreibungen mit Franzbranntwein, die richtige Kleidung und das dazugehörige Schuhwerk mindern das Risiko von Verstauchung oder Zerrung.

Kühlen

Sofort nach der Verletzung sollte das betroffene Gelenk ruhig gestellt und mit kalten Umschlägen behandelt werden, um Schwellungen einzugrenzen.

Arnika

Arnika, auf die betreffende Stelle aufgebracht, lindert die Schmerzen. Geben Sie Tee oder Tinktur dieser Heilpflanze in einen Liter Wasser, und tränken Sie damit ein Tuch. Wickeln Sie dieses Tuch um das schmerzende Gelenk.

Apfelessig

Eine schmerzlindernde Auflage mit unverdünntem Apfelessig kann eine bereits beginnende Schwellung zum Abklingen bringen und eine Ausbreitung des Blutergusses verhindern.

Lagerung

Wenn das Sprunggelenk verletzt wurde, sollte der Schuh nicht ausgezogen werden. Er kann wie eine Kompresse gegen eine beginnende Schwellung wirken. Der Fuß sollte hochgelegt und mit kaltem Wasser übergossen werden.

Verstopfung

Eine Darmentleerung jeden zweiten oder dritten Tag ist durchaus normal. Erst wenn der Stuhlgang länger auf sich warten lässt oder mit Schmerzen und Kraftanstrengung verbunden ist, spricht man von Verstopfung. Aber selbst dann sind Abführmittel meist nicht nötig, um einen trägen Darm wieder in Schwung zu bringen. Übrigens ist eine zu häufige Einnahme von Abführmitteln oftmals die Ursache für Verstopfungen. Der Darm gewöhnt sich sehr schnell an diese Mittel und kann bald nicht mehr selbstständig arbeiten. Abführmittel – ob chemisch oder pflanzlich – sind grundsätzlich nicht für den Dauergebrauch geeignet und sollten deshalb nur nach Absprache mit dem Arzt eingenommen werden.

Milchsäure

Mit Milchsäurebakterien können Darmprobleme verhindert werden. Der Bedarf kann mit dem reichlichen Verzehr von Jogurt, Quark und Kefir gedeckt werden. Sauerkraut, roh oder als Saft, hilft ebenso.

Ernährung

Stress, Medikamente, Bewegungsmangel und falsche Ernährung sowie eine zu geringe Aufnahme von Flüssigkeit können für eine unregelmäßige Darmentleerung verantwortlich sein. Mit einer ausgewogenen, ballaststoffreichen Ernährung kann einem trägen Darm vorgebeugt werden.

Trockenfrüchte

Sehr wirksam sind Feigen und Pflaumen. Weichen Sie einige der klein geschnittenen Trockenfrüchte über Nacht in einem Glas Wasser ein. Am nächsten Morgen kann das Einweichwasser auf nüchternen Magen getrunken werden.

Einlauf

Nur bei sehr hartnäckiger Verstopfung sollten Sie einen Einlauf machen. Fragen Sie zunächst Ihren Arzt, ob er die Maßnahme für notwendig hält. Falls möglich kann die Prozedur in der Praxis stattfinden. Oder Sie führen die Anwendung selbst zu Hause durch. Sie können körperwarmes Wasser oder auch warmen Knoblauchtee mit etwas Olivenöl in den Irrigator einfüllen. Die Spitze des Einlaufrohres cremen Sie mit ein wenig Vaseline ein. Legen Sie sich mit angezogenen Beinen auf die Seite. Lassen Sie die Flüssigkeit langsam aus dem hochgehaltenen Behälter in den Darm laufen. Erst wenn der Druck für Sie unangenehm wird, sollten Sie die Toilette aufsuchen.

Leinsamen

Sie können Leinsamen mit Saft, Milch oder Jogurt mischen. Wenn Sie ihn regelmäßig zu sich nehmen, werden Sie auf Dauer keine Verdauungsprobleme haben.

Wasser

Trinken Sie morgens vor Ihrem Frühstück Mineralwasser oder abgestandenes Wasser. Ein Teelöffel Karlsbader Salz in einem Glas mit heißem Wasser aufgelöst, ist ein altbewährtes Hilfsmittel bei Verstopfung.

Knoblauch

Das im Knoblauch enthaltene Allizin regt die Peristaltik des Darmes an. Verwenden Sie daher so oft wie möglich Knoblauch beim Zubereiten Ihrer Mahlzeiten.

Zwiebeln

Rohe Zwiebeln können bei Verstopfung helfen. Essen Sie mehrmals täglich einen Löffel klein gehackter Zwiebeln. Das regt die Verdauung an.

Schafgarbe
Die Heilpflanze regt die Darmtätigkeit an. Für den Tee werden zwei Teelöffel Schafgarbenkraut mit einer Tasse heißem Wasser überbrüht. Lassen Sie den Tee 15 Minuten ziehen. Dann können Sie ihn abseihen und trinken.

Rosenblätter
Sie eignen sich für einen wirkungsvollen Tee, der leicht abführend wirkt. Ein gehäufter Teelöffel getrocknete Blütenblätter wird mit einer Tasse heißem Wasser übergossen. Nach einigen Minuten kann der Tee abgeseiht und getrunken werden.

Basilikum
Übergießen Sie ein bis zwei Teelöffel des Krautes mit einer Tasse kochendem Wasser. Nach zehn Minuten können Sie den Tee abseihen. Am besten trinken Sie dreimal täglich eine Tasse.

Kümmel
Sie können sich auch mit Kümmeltee Erleichterung verschaffen. Übergießen Sie einen Esslöffel zerkleinerte Kümmelfrüchte mit einem Viertelliter kochendem Wasser. Nach zehn Minuten können Sie den Tee abseihen und trinken.

Schlehdorn
Für einen leichten Abführtee wird ein Esslöffel der getrockneten Blüten mit einem Viertelliter Wasser übergossen. Dann wird die Mischung langsam erhitzt und abgeseiht. Trinken Sie täglich zwei Tassen Tee ungesüßt.

Rizinusöl
Nur als Ausnahme bei akuter Verstopfung, und wenn andere Hausmittel versagt haben, sollten Sie zu diesem Mittel greifen. Nehmen Sie einen Esslöffel des Öls ein.

Warzen

Meist werden Warzen durch Viren hervorgerufen. Daher sind diese Hautveränderungen nicht nur unschön und lästig, sondern auch ansteckend. Aus der Volksheilkunde sind viele Methoden bekannt, um der Warzen Herr zu werden.
Behandeln Sie die Warzen keinesfalls mit scharfen Gegenständen. Sehr häufig verschwinden die Warzen wieder von selbst. Allerdings kann dies bis zu zwei Jahren dauern.

Badeschuhe

Tragen Sie in öffentlichen Schwimmbädern und Duschen Badeschuhe, da hier die Ansteckungsgefahr sehr groß ist. Ebenso sinnvoll ist das Tragen von Socken in Turnhallen.

Schöllkraut

Schöllkraut ist in der Volksmedizin als Warzenkraut bekannt. Baden Sie die betroffenen Hautpartien zunächst kurz in einem Salzbad. Betupfen Sie dann die Warze so lange mit dem milchigen Saft der Blätter, bis sie sich schwarz färbt. Der Saft ist giftig und ausschließlich zur äußeren Anwendung geeignet. Sie sollten daher sicherheitshalber Handschuhe tragen.

Einreibungen

Wirkungsvoll ist das Einreiben der Warzen mit Rizinus- oder Lavendelöl. Auch frisch aufgeschnittene Knoblauchzehen sind dafür geeignet. Nehmen Sie die Prozedur mehrmals täglich vor, damit sie Erfolg zeigt.

Zwiebeln

Auch die Heilkraft der Zwiebel kann eingesetzt werden. Fixieren Sie Zwiebelscheiben mit einem Pflaster auf der Warze, und lassen Sie den Saft einige Zeit einwirken.

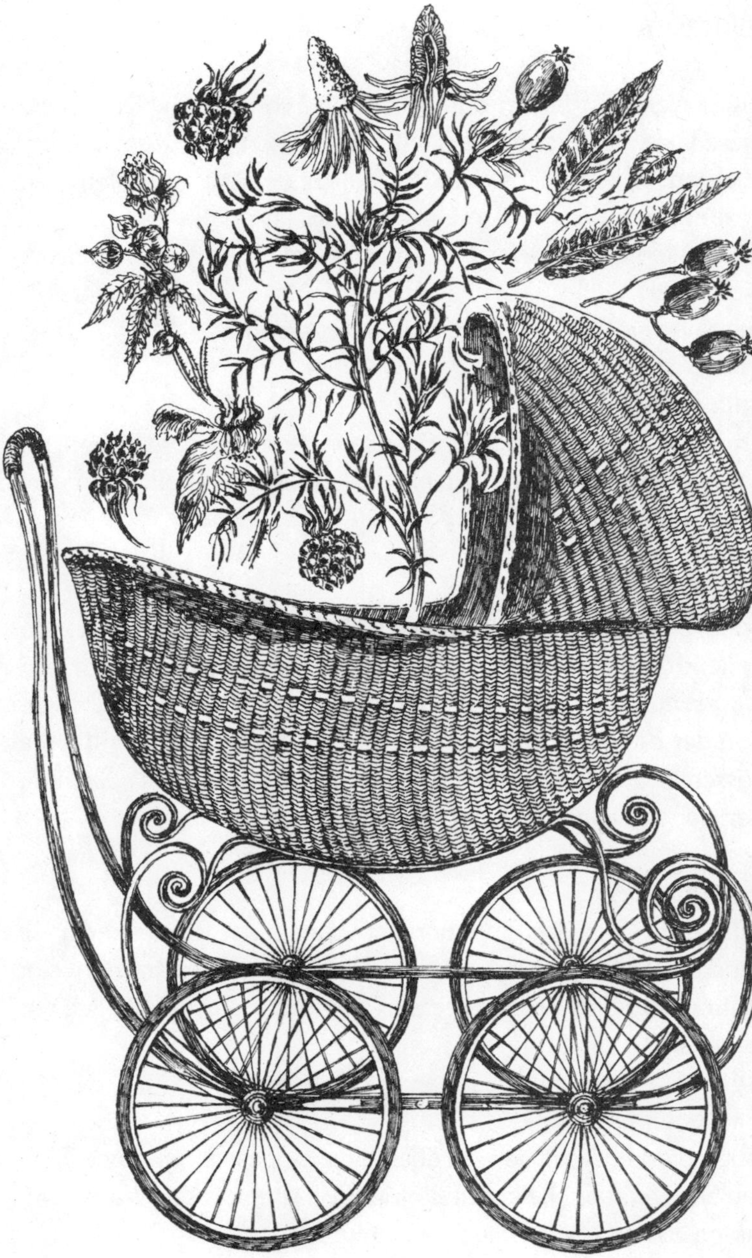

Kinderkrankheiten

Im Allgemeinen fördern Kinderkrankheiten die körperliche Entwicklung und stärken das Immunsystem bei Kindern. Da bestimmte Beschwerden auf mehrere Krankheiten deuten können, sollten Sie immer einen Kinderarzt zu Rate ziehen, bevor Sie zu Selbsthilfemaßnahmen greifen.

Appetitlosigkeit

Bei kranken, besonders bei fiebernden Kindern ist Appetitlosigkeit durchaus normal. Sie kann auch den Beginn einer Krankheit signalisieren. Lassen Sie das Kind von einem Arzt untersuchen, und sprechen Sie mit ihm geeignete Maßnahmen ab.

Sich selbst prüfen

Es können durchaus falsche Lebens- und Essgewohnheiten in der Familie sein, die den Grund für den mangelnden Appetit des Kindes darstellen. Hinterfragen Sie selbstkritisch, ob Sie ein gutes Vorbild sind.

Zwanglos essen

Auf keinen Fall sollte ein Kind zum Essen gezwungen werden. Es ist nicht besonders schlimm, wenn es eine Mahlzeit auslässt. Bieten Sie dem Kind über den Tag verteilt kleine, appetitlich zubereitete Speisen an, die es besonders mag.

Umfeld prüfen

Durch Nahrungsverweigerung kann Ihr Kind auch mehr Aufmerksamkeit erzwingen wollen. Überprüfen Sie, ob in Ihrem Umfeld Veränderungen oder Probleme für die Appetitlosigkeit verantwortlich sind.

Bauchschmerzen

Kinder klagen sehr oft über Bauchweh. Ist durch den Kinderarzt abgeklärt worden, dass keine ernsthafte Erkrankung vorliegt, können seelische Probleme der Auslöser für die Schmerzen sein. Durch liebevollen und tröstlichen Zuspruch verschwinden die Beschwerden dann meist.

Bauchmassage

Besonders bei Kleinkindern können mit leichten Streichelbewegungen des Bauches die Schmerzen gelindert werden. Lassen Sie dazu Ihre flache Hand sanft im Uhrzeigersinn in der Höhe des Nabels kreisen.

Heilkräuter

Vor allem nach dem Genuss von zu viel Süßigkeiten oder auch kalten Getränken an Geburts- und Festtagen klagen Kinder über Bauchweh. Heiltees von Wermut, Pfefferminze, Tausendgüldenkraut oder Kamille wirken beruhigend auf den überlasteten und irritierten Magen-Darm-Trakt.

Gewürzte Milch

Anis und Kümmel helfen bei Bauchschmerzen. Für Kinder eignet sich besonders eine Zubereitung der Gewürze mit Milch. Je ein Teelöffel der Samen wird mit einem Viertelliter etwa fünf Minuten gekocht und anschließend abgeseiht. Die Milch sollte schluckweise getrunken werden.

Essigwickel

Bei Kleinkindern kann ein warmer Wickel die Schmerzen lindern. Ein mit heißem Apfelessig befeuchtetes Leinentuch wird um dem Unterbauch gewickelt. Diese Auflage sollte jede halbe Stunde erneuert werden.

Blähungen

Vor allem Säuglinge leiden oft unter quälenden Luftansammlungen im Darm. Flaschenkinder sind davon öfter betroffen als Brustkinder. Einige bewährte Hausmittel können sanft und schnell Abhilfe schaffen.

Trinkgewohnheiten prüfen

Versuchen Sie, Ihr Baby an feste Still- oder Fütterzeiten zu gewöhnen. Achten Sie darauf, dass es nicht zu hastig trinkt und die Saugergröße der Flaschen stimmt. Durch das Aufstoßen nach dem Trinken kann die verschluckte Luft entweichen.

Blähende Kost meiden

Wenn Sie stillen, sollten Sie blähende Nahrungsmittel wie Kohl, Lauch, Knoblauch und Zwiebeln meiden. Diese könnten sich auf die Muttermilch negativ auswirken.

Fläschchen kontrollieren

Wenn Sie Ihr Baby mit der Flasche füttern, sollten Sie darauf achten, dass der Sauger stets mit Nahrung gefüllt ist. Beim Durchschütteln sollten sich in der Flasche keine Schaumblasen bilden.

Fenchel

Fencheltee hat eine krampflösende Wirkung. Ein gehäufter Teelöffel der zerdrückten Samen wird mit einem Viertelliter kochendem Wasser überbrüht. Der Tee sollte zehn Minuten ziehen und kann anschließend abgeseiht werden.

Nahrungszubereitung

Sie können Blähungen lindern oder verhindern, wenn Sie die Fertignahrung vorbeugend mit Fencheltee anstelle von Wasser anrühren.

Durchfall

Wenn Ihr Kind Durchfall hat und Erbrechen hinzukommt, kann es sich um eine Infektion handeln. Fragen Sie in jedem Fall beim behandelnden Kinderarzt nach.

Flüssigkeitszufuhr

Besonders bei Kleinkindern kann ein Durchfall durch den Verlust von Körperflüssigkeit und Mineralsalzen rasch zu Komplikationen führen. Um ein Austrocknen zu verhindern, sollten Sie darauf achten, dass Ihr Kind genügend trinkt.

Apfelbrei

Äpfel enthalten wasserbindende Stoffe und eignen sich deshalb als Heilmittel bei Durchfall. Ein Brei aus geriebenen, ungeschälten Äpfeln ist genau das Richtige.

Heilkräuter

Kräutertees helfen, den Flüssigkeitsbedarf zu decken und den Kreislauf zu stabilisieren. Verwenden Sie Fenchel, Pfefferminze oder Kamille einzeln oder als Mischung.

Hagebutten

Für Säuglinge und Kleinkinder eignet sich als Durstlöscher Hagebuttentee. Ein Teelöffel der vitaminreichen Früchte wird mit einer Tasse siedendem Wasser überbrüht. Nach einer Viertelstunde kann der Tee abgeseiht werden.

Reis- und Haferschleim

Reis- und Haferschleim wirken bei Durchfall beruhigend auf Darm und Magen. Für Säuglinge und Kleinkinder wird durch die Beigabe von Jogurt und ein wenig Traubenzucker dieses bewährte Hausmittel etwas schmackhafter.

Fieber

Besonders bei Kleinkindern tritt im Verlauf von Krankheiten sehr häufig Fieber auf. Diese Maßnahme des Körpers ist wichtig und sinnvoll. Mit der höheren Körpertemperatur steigert sich der gesamte Stoffwechsel, was unser Abwehr- und Immunsystem in seiner Funktion unterstützt. Fieber sollte also nicht sofort unterdrückt und nur wenn nötig mit Hausmitteln behandelt werden.

Flüssigkeitszufuhr

Auf jeden Fall sollte der kleine Patient viel trinken, da der Flüssigkeitsbedarf bei Fieber sehr hoch ist. Am besten sind ungesüßte Getränke wie Früchte- oder Fencheltee und Mineralwasser ohne Kohlensäure. Wollen Sie das Fieber eher unterstützen, geben Sie Ihrem Kind warme Getränke, zum Fiebersenken eher kalte.

Brombeeren

Brombeersaft ist als fiebersenkendes Mittel in der Volksmedizin bekannt. Vor allem den aus frischen Beeren gepressten Saft trinken Kinder sehr gerne.

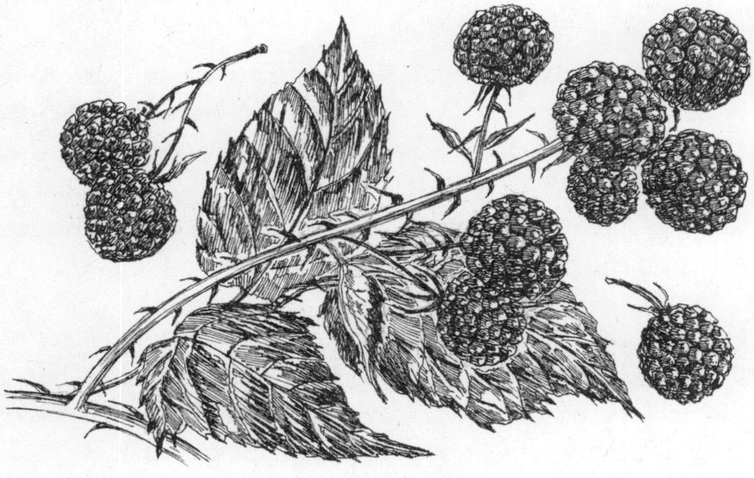

Kamille

Kamille kann auf verschiedene Arten zur Fiebersenkung eingesetzt werden. Wadenwickel sowie Einläufe sind sehr wirksam. Für den Wadenwickel tauchen Sie zwei Leinentücher in abgekühlten Kamillensud und wickeln sie um die Unterschenkel Ihres Kindes vom Knöchel bis zum Knie. Sobald sich der Wickel erwärmt hat, wiederholen Sie die Anwendung. Mit einem Einlauf kann die Körpertemperatur etwa um ein Grad gesenkt werden, wenn Sie den Irrigator mit warmem Kamillentee füllen.

Heilkräuter

Sehr wirkungsvoll ist ein Kräutertee zu gleichen Teilen aus Thymian, Kamillen- und Lindenblüten. Ein Teelöffel dieser Mischung wird mit einem Viertelliter kochendem Wasser überbrüht und nach fünf Minuten abgeseiht. Mit etwas Honig gesüßt wird der Tee schluckweise getrunken. Eine Mischung aus Holunder- und Lindenblütentee wirkt schweißtreibend und stärkt die Abwehrkräfte. Ein bis zwei Teelöffel der Blüten werden mit einer Tasse kochendem Wasser übergossen und nach etwa fünf Minuten abgeseiht.

Waschungen

Waschungen mit leicht temperiertem Essigwasser wirken fiebersenkend. Wenn Ihr Kind unter Schüttelfrost leidet, sollte die Maßnahme mit warmem Wasser durchgeführt werden. Waschen Sie entweder nur Arme und Beine mit dem Essigwasser ab oder, wenn es Ihrem Kind angenehm ist, auch den ganzen Körper. Anschließend packen Sie Ihr Kind unter die warme Decke.

Frische Luft

Bei fiebrigen Erkrankungen ist auch für regelmäßige Zufuhr von frischer Luft zu sorgen. Wechseln Sie vor dem Lüften nasse Kleidung und Bettwäsche, und decken Sie den Patienten gut zu.

Halsschmerzen

Oftmals tauchen Halsschmerzen als Begleiterscheinung einer anderen Krankheit auf. Wenn die Ursache geklärt ist, können Sie mit einfachen Mitteln die Symptome bekämpfen.

Quarkwickel

Die Beschwerden können mit einem Wickel gelindert werden. Zimmerwarmer Quark wird auf ein Tuch aufgetragen, um den Hals gelegt und mit einem Wolltuch befestigt. Nach etwa drei Stunden sollte der Wickel entfernt werden.

Zwiebeln

Sehr wirkungsvoll ist ein Halswickel mit gebratenen, nicht zu heißen Zwiebeln, die in ein Leinentuch eingeschlagen und um den Hals gewickelt werden. Mit einem Wolltuch kann die Wärme gespeichert werden.

Gurgellösungen

Entzündungshemmende Kräuter können zum Gurgeln eingesetzt werden. Übergießen Sie einen Teelöffel Thymian, Linden- oder Kamillenblüten mit einem Viertelliter kochendem Wasser. Nach fünf bis zehn Minuten kann der Tee abgeseiht und abgekühlt zum Gurgeln verwendet werden.

Inhalation

Für größere Kinder eignet sich ein Kopfdampfbad mit Salbei. Zwei Esslöffel der Blätter werden in einer Schüssel mit kochendem Wasser überbrüht. Das Kind sollte abwechselnd mit einem Handtuch bedeckt durch Mund und Nase die heilsamen Dämpfe einatmen. Die Inhalation sollte mehrmals etwa zehn Minuten lang durchgeführt werden. Achten Sie darauf, dass das Kind nicht zu dicht abgedeckt ist.

Husten

Begleitend zur ärztlichen Therapie können verschiedene Mittel und Anwendungen aus der Volksmedizin die Hustenbeschwerden mildern.

Richtige Haltung

Bei Hustenanfällen ist es ratsam, dem kleinen Patienten dabei zu helfen, den Kopf nach vorne zu beugen und den Oberkörper aufrecht zu halten.

Veilchen

Ein schmackhafter Schleimlöser ist Veilchentee. Ein Teelöffel der Blüten oder Blätter werden mit einem Viertelliter siedendem Wasser übergossen. Nach fünf Minuten kann der Tee abgeseiht und mit etwas Honig gesüßt werden.

Luft anfeuchten

Die Raumluft sollte möglichst feucht gehalten werden. Stellen Sie im Krankenzimmer Schalen mit heißem Wasser auf. Um der trockenen Luft vorzubeugen, können auch in Kamillentee getränkte Tücher aufgehängt werden.

Teebaumöl

Teebaumöl kann bei größeren Kindern wegen seiner keimtötenden Wirkung zur Einreibung eingesetzt werden; aber nur, wenn die Haut des Kindes das ätherische Öl verträgt.

Fenchel

Fenchel lindert die Halsschmerzen, die durch anhaltenden Husten entstehen können. Wenn das Kind älter als ein Jahr ist, kann es täglich dreimal einen Teelöffel des schmackhaften Honigs im Mund zergehen lassen.

Ohrenschmerzen

Die verschiedensten Ursachen können bei Kindern Ohrenschmerzen hervorrufen. Sprechen Sie mit dem behandelnden Kinderarzt ab, welche Maßnahmen geeignet sind.

Olivenöl

Es kann etwa dreimal täglich leicht erwärmtes Olivenöl in das betreffende Ohr geträufelt werden. Ebenso können Sie das Öl auf ein Tuch tröpfeln und auf das schmerzende Ohr legen.

Wärme

Da Wärme fast immer wohltuend wirkt, klingen die Beschwerden nach einer Behandlung mit Heizkissen oder Wärmflasche häufig ab. Alternativ kann auch eine Auflage aus warmen, zerdrückten Kartoffeln auf das Ohr gelegt werden, die Sie in ein Säckchen füllen oder in ein Tuch einschlagen.

Zwiebeln

Mit einer Zwiebelauflage kann bei Kleinkindern der Schmerz gelindert und eine beginnende Entzündung verhindert werden. In ein kleines Stoffbeutelchen werden klein geschnittene Zwiebeln gegeben und im Wasser ungefähr zehn Minuten gekocht. Das ausgedrückte, etwas abgekühlte Säckchen wird in ein Tuch eingewickelt und auf das schmerzende Ohr gelegt.

Kamille

Sehr wirksam ist ein mit Heu oder Kamillenblüten gefülltes kleines Kissen. Das bis zu zwei Dritteln gefüllte Beutelchen wird mit heißem Wasser kurz angefeuchtet und dann etwa zwanzig Minuten lang auf einem Heizkörper oder über Wasserdampf erhitzt. Nach kurzem Aufschütteln kann es in ein warmes Tuch gewickelt auf das Ohr aufgelegt werden.

Schnupfen

Meist tritt er in Verbindung mit einer Erkältung auf. Besonders Säuglinge sollten von erkälteten Personen nach Möglichkeit fern gehalten werden, weil die Symptome bei ihnen besonders lästig und schwer zu bekämpfen sind.

Abwehrkräfte stärken

Besonders geeignet für immunschwache Kinder ist das Abduschen mit lauwarmem Wasser nach dem Baden. Es hilft, die Abwehrkräfte langfristig zu stärken.

Kamille

Bei größeren Kindern verhindert ein Kamillen-Dampfbad die Austrocknung der Nasenschleimhäute. Bei Säuglingen kann außer Reichweite des Kindes eine Schüssel mit dem heilenden Dampf gestellt werden.

Temperatur und Flüssigkeitszufuhr

Die Zimmertemperatur sollte tagsüber etwa zweiundzwanzig, nachts nicht mehr als achtzehn Grad betragen. Gleichen Sie den Flüssigkeitsverlust mit vitaminreichen Fruchtsäften aus.

Eiermilch

Sehr beliebt ist folgende Eiermilch: Ein frisches Eigelb wird mit zwei Teelöffeln Honig schaumig geschlagen. Unter ständigem Rühren wird eine Tasse Milch hinzugegeben.

Salz

Mit einer Kochsalzlösung von einem halben Teelöffel Salz auf einen Viertelliter abgekochtes Wasser kann zähes Sekret gelöst werden. Davon können zwei bis drei Tropfen bis zu fünfmal täglich in die Nase geträufelt werden.

Verstopfung

Die Darmentleerung kann bereits bei Säuglingen individuell sehr verschieden sein. Für Verstopfung oder schmerzhaften, harten Stuhlgang sind meist Ernährungsfehler verantwortlich. Die Umstellung von Muttermilch auf feste Nahrung ist häufig mit Stuhl- und Darmproblemen verbunden, die sich jedoch nach einer Gewöhnungsphase wieder legen.
Die allzu frühe oder zu strenge Sauberkeitserziehung kann bei Kindern zu einer inneren Abwehr gegen die Darmentleerung führen. Aus Angst wird der Darminhalt zurückgehalten, der Kot verdickt sich mehr und mehr, und das Kind leidet unter Schmerzen beim Stuhlgang.

Bewegung

Besonders nach längerer Krankheit sollten Sie darauf achten, dass Ihr Kind ausreichend Bewegung an der frischen Luft hat. So können Sie wirksam einer Verstopfung vorbeugen.

Müsli

Bereiten Sie aus rohen, ungeschälten Früchten, Leinsamen und verschiedenen Milchprodukten ein schmackhaftes Müsli zu. Je nach Geschmack kann Kefir, Buttermilch oder Jogurt verwendet werden. Auf Bananen oder klein geriebene Äpfel sollte bei Darmträgheit verzichtet werden. Unabdingbar ist aber eine erhöhte Flüssigkeitszufuhr.

Nahrungszubereitung

Bei Milchfertignahrung kann durch die Beigabe von einem Teelöffel Milchzucker die Verstopfung beseitigt und der Stuhlgang wieder normalisiert werden. Fruchtsäfte oder Obstbrei von Birnen, Aprikosen oder Pfirsichen haben eine darmanregende Wirkung.

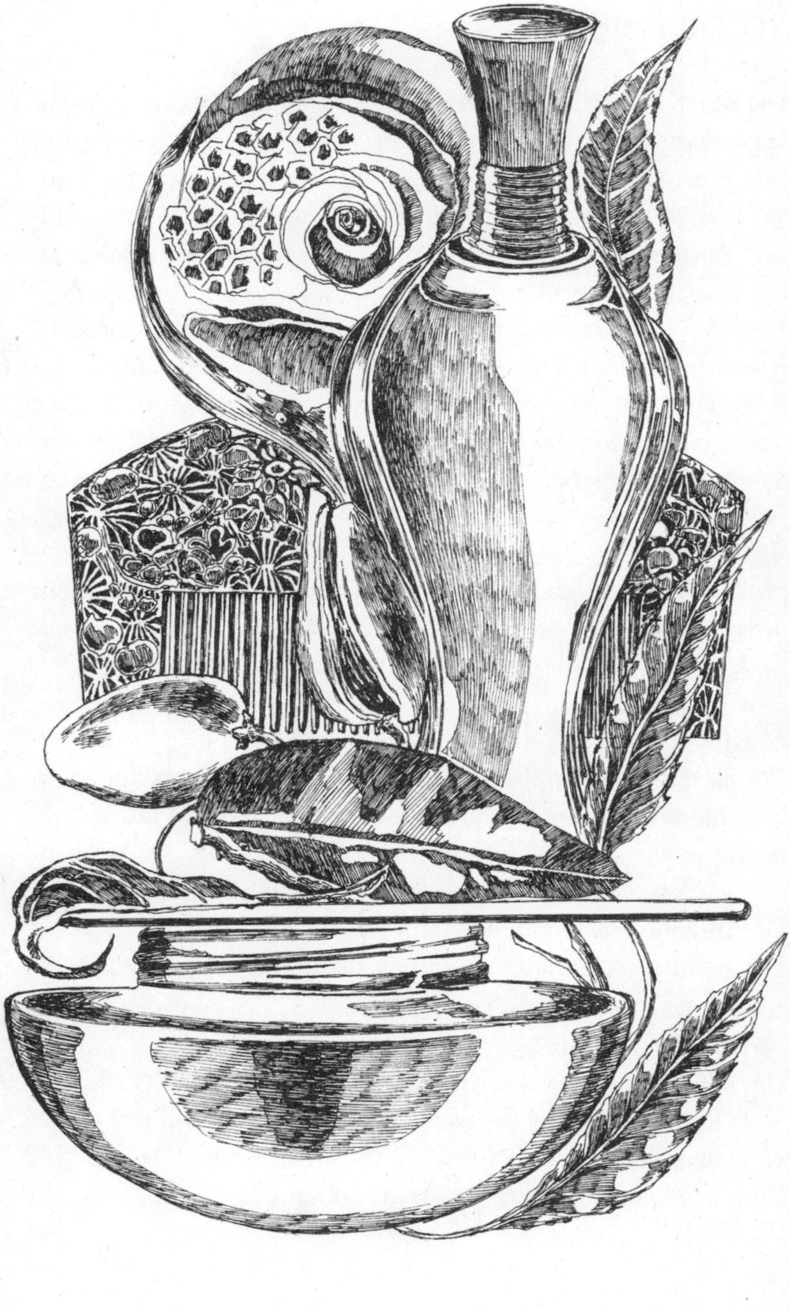

Schönheit

Schönheit und Ausstrahlung werden oft mit Jugend und faltenloser Haut gleichgesetzt. Der Alterungsprozess des Körpers kann auch nicht mit einer Vielzahl von kosmetischen Produkten gestoppt werden. Schönheit allerdings ist nicht vom Alter abhängig. Sie kann durch eine gesunde Lebensweise, innere Ausgeglichenheit und einfach zubereitete Naturprodukte erreicht werden.

Hautpflege

Zu häufiges Waschen, Baden oder Duschen sowie unverträgliche Reinigungsprodukte können zur Schädigung oder Zerstörung des Säureschutzmantels der Haut führen. Auch bei Kälte sollten Gesicht und Körper durch eine pflegende Creme und entsprechende Kleidung ausreichend geschützt werden.

Öle

Mit Badezusätzen auf Ölbasis können Sie Ihre Haut schützen. Ein wohltuendes und duftendes Badewasser erhalten Sie durch die Zugabe von einem Esslöffel Mandelöl, vermischt mit zwei Tropfen Rosenöl.

Ernährung

Vitaminreiche und mineralstoffhaltige Nahrungsmittel helfen, die Haut mit den wichtigen Nährstoffen zu versorgen. Viel frisches Obst und Gemüse, roh gegessen oder schonend zubereitet, sollten auf dem täglichen Speiseplan stehen.

Fruchtsäfte

Für eine unreine Haut können Alkohol, Kaffee und Nikotin verantwortlich sein. Decken Sie Ihren Flüssigkeitsbedarf deshalb mit

Mineralwasser, Kräutertees oder Obstsäften. Bereiten Sie sich täglich ein Fruchtsaftgetränk von frischen Früchten der Saison mit etwas Honig und einem Milchprodukt wie zum Beispiel Kefir oder Buttermilch.

Jogurt- oder Quarkauflagen

Häufige und übermäßige Sonnenbäder können durch die UV-Strahlen zu Schädigung und nachhaltiger Veränderung der Haut führen. Wenn Sie trotz aller Vorsichtsmaßnahmen unter einem Sonnenbrand leiden, können Sie mit einer heilenden Auflage von Milchprodukten die Beschwerden lindern. Jogurt, Quark mit Milch oder Buttermilch wird auf ein Tuch aufgetragen und auf die betreffenden Körperpartien gelegt. Die Auflage sollte etwa eine halbe Stunde einwirken und kann nach Bedarf mehrmals erneuert werden.

Lippenpflege

Schützen Sie Ihre empfindlichen Lippen bei Kälte und Staub mit einfachen Mitteln aus der Natur. Mit dem Auftragen von saurer Sahne, Honig oder auch Kakaobutter helfen Sie der feinen Haut, sich auch bei rissigen und spröden Lippen zu regenerieren.

Kompressen

Pflegen Sie auch Hals und Dekolleté. Mit wechselnd kalten und warmen Kompressen einmal wöchentlich wird die Haut an Hals und Kinn besser durchblutet und strafft sich.

Halswickel

Verwöhnen Sie Ihren Hals mit einem Ölwickel über Nacht. Angewärmtes Oliven- oder Weizenkeimöl wird reichlich auf den Hals aufgetragen. Anschließend wickeln Sie zuerst ein in warmen Salbeitee getränktes und dann ein trockenes Handtuch um den Hals.

Hautreinigung

Wichtig ist die gründliche Reinigung der Haut. Entfernen Sie sorgfältig jeden Abend Ihr Make-up. Mit einem Peeling ein- bis zweimal wöchentlich werden abgestorbene Hautzellen und Schuppen entfernt. Die Haut sieht anschließend frischer aus und ist wieder aufnahmefähiger. Bei Gesichtspackungen muss die Augenpartie großflächig ausgespart werden.

Olivenöl

Zum Entfernen von Augen-Make-Up eignet sich hervorragend Olivenöl. Die Augenpartien werden mit einem in dem milden Öl getränkten Wattepad vorsichtig gereinigt und anschließend mit warmem Wasser abgetupft.

Reinigungsmilch

Besonders in den Wintermonaten bedarf die Haut besonderer Sorgfalt und Pflege. Aus 100 Milliliter Buttermilch, je einem Esslöffel Honig und frisch gepresstem Zitronensaft können Sie eine Reinigungsmilch herstellen.

Buttermilch

Unübertrefflich schnell und einfach ist die Gesichtsreinigung mit frischer Buttermilch ohne jeglichen Zusatz. Tragen Sie die reinigende Milch auf Gesicht, Hals und Dekolleté auf, massieren Sie sie leicht ein, und waschen Sie sie anschließend mit warmem Wasser ab.

Gesichtswasser

Zur Nachreinigung wirken Gesichtswässer mit Heilkräutern beruhigend und porenverengend. Zur Herstellung werden je 50 Milliliter Rosen- und Hamameliswasser mit einem Esslöffel Apfelessig vermischt und in einer Flasche gut durchgeschüttelt.

Essigwasser

Sehr schnell und einfach, dabei nicht minder wirksam, ist ein Gesichtswasser mit Obstessig, beispielsweise Apfelessig. Der anfangs vielleicht störende, leicht säuerliche Geruch verfliegt nach kurzer Zeit.

Zitronenwasser

Sehr erfrischend wirkt ein Gesichtswasser von je einem Esslöffel Honig und frisch gepresstem Zitronensaft. Beides wird mit gut einem Viertelliter Wasser in einer Flasche sehr gründlich vermischt. Das belebende Wasser wird morgens und abends nach der Reinigung mit einem Wattebausch aufgetragen. Die Flasche sollte möglichst kühl aufbewahrt werden.

Mandelkleie-Peeling

Aus Mandelkleie, Mandelöl und etwas Jogurt können Sie selbst ein Peeling herstellen . Vermischen Sie die Zutaten zu einer breiigen Masse, und verteilen Sie sie auf Gesicht und Dekolleté. Leicht einmassieren, dabei die Augenpartie aussparen. Nach kurzer Einwirkzeit wird die etwas angetrocknete Paste mit warmem Wasser abgespült.

Weizenkleie-Peeling

Sehr mild und hautfreundlich ist ein Peeling aus Weizenkleie, die mit etwas Wasser und einigen Tropfen Arnika-Tinktur zu einem Brei vermischt wird.

Salz-Peeling

Sehr schnell ist ein Peeling aus 125 Gramm Sahnequark und drei Esslöffel grobem Salz angerührt. Die Mischung wird auf die leicht angefeuchtete Haut gerieben. Nach etwa zehn Minuten wird die aufgetragene Mixtur mit reichlich lauwarmem Wasser abgewaschen.

Trockene Haut

Mit zunehmendem Alter nimmt die natürliche Feuchtigkeit der Haut ab. Überheizte Räume, eine ungesunde Lebensweise und falsche Ernährung können die Haut zusätzlich austrocknen.

Ernährung

Nehmen Sie viel Vitamin C zu sich, denn es regt die Kollagenproduktion an. Das ist der beste Weg zu einer glatten Haut. Essen Sie ausreichend frisches Obst, und trinken Sie viel, um den Wasserhaushalt des gesamten Körpers aufrechtzuerhalten.

Milch und Honig

Bäder aus Milch und Honig sind schon seit der Antike als Schönheitselixier bekannt. Folgendes Schönheitsbad hilft bei trockener Haut: Ein Liter Vollmilch und etwa 300 Gramm Honig werden mit dem warmen Wasser in der Badewanne aufgeschäumt. Mit der Zugabe von einer Tasse Meersalz wird zusätzlich die Durchblutung gefördert.

Quark-Maske

Wenn Ihre Gesichtshaut durch Heizungsluft sehr trocken ist, wirkt folgende Maske pflegend: Zwei Esslöffel Quark werden mit einem Esslöffel warmem Honig und einem Teelöffel Olivenöl zu einer streichfähigen Masse verrührt und aufgetragen. Nach etwa einer halben Stunde kann die Maske mit lauwarmem Wasser abgewaschen werden.

Eigelb-Maske

Wenn die Maske eine straffende Wirkung erzielen soll, können Sie ein Eigelb mit je einem Teelöffel Honig und Olivenöl vermischen. Den Brei eine halbe Stunde einwirken lassen und dann lauwarm abspülen.

Sahne-Maske

Gegen trockene Haut und kleine Fältchen können Sie einmal wöchentlich eine Maske aus zwei Esslöffeln Sahnequark und einem Teelöffel Jojobaöl auflegen.

Eiweiß-Maske

Schlagen Sie ein Eiweiß steif, und verrühren Sie es mit einem Esslöffel Sahne. Oder Sie vermischen das Eiweiß mit einem Esslöffel Honig. Nach etwa 20 Minuten waschen Sie die Maske mit warmem Wasser ab.

Gurken-Maske

Frische Salatgurken, in dünnen Scheiben aufgelegt, gelten in der Gesichtspflege als hervorragende Feuchtigkeitsspender. Etwas mehr Aufwand erfordert eine erfrischende Gurken-Maske: Etwa 250 Gramm Gurke wird püriert und mit zwei Esslöffeln Quark cremig gerührt. Der Brei wird gleichmäßig auf das Gesicht aufgetragen und nach einer knappen halben Stunde mit kaltem Wasser sorgfältig abgewaschen.

Apfel-Maske

Die Maske aus frischen Äpfeln regt die Durchblutung an. Reiben Sie dazu zwei gewaschene Äpfel mit der Schale, und rühren Sie drei Esslöffel Apfelessig unter. Um den Apfelbrei abzubinden, geben Sie etwas Stärke zu. Lassen Sie die Maske etwa eine Viertelstunde einwirken. Dann wird der Brei mit warmem Wasser sorgfältig abgewaschen.

Haferflocken-Maske

Eine sehr nährende Maske erhalten Sie, wenn Sie zwei Esslöffel feine Haferflocken in 125 Milliliter Buttermilch aufquellen lassen. Der eingedickte Brei sollte etwa eine halbe Stunde einwirken und anschließend mit Buttermilch entfernt werden.

Unreine Haut

Fettige Haut wird durch eine übermäßige Talgproduktion des Körpers verursacht. Die Talgdrüsen sind gereizt und hyperaktiv. Meist sind Mitesser und Pickel die Folge, die nicht nur unansehnlich sind, sondern oft auch schmerzhaft, wenn es zu einer richtigen Entzündung kommt. Eine wichtige Voraussetzung bei der Hautpflege ist deshalb die sanfte, aber gründliche Reinigung mit erfrischenden und klärenden Naturprodukten.

Zitronenbad

Bei fettiger und unreiner Haut kann ein Vollbad mit Zitronen nützlich sein. Etwa fünf Zitrusfrüchte werden gewaschen, in Scheiben geschnitten und mit kochend heißem Wasser übergossen. Sie sollten etwa drei Stunden zugedeckt ziehen. Anschließend wird die abgeseihte Flüssigkeit dem Badewasser beigegeben.

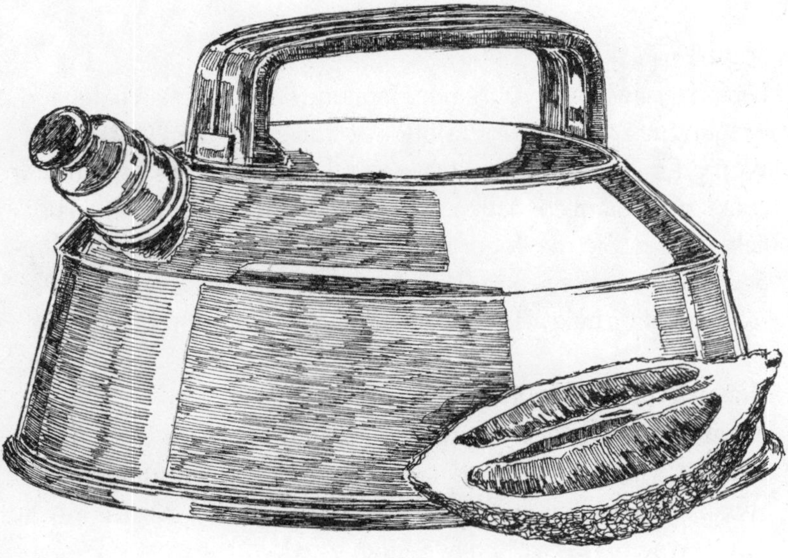

Essigbad

Ein Vollbad klärt und strafft die Haut, wenn Sie einen Viertelliter Apfelessig zugeben. Besonders wirkungsvoll ist ein Gesichtsdampfbad mit Essig. Zusätzlich können Sie Kamillenblüten oder Salbeiblätter beifügen – Kamille wirkt beruhigend und fördert Heilungsprozesse, Salbei wirkt antibakteriell und entzündungshemmend. Damit sich die Poren schnell schließen, waschen Sie Ihr Gesicht nach dem Dampfbad mit kaltem Wasser ab.

Kamillen-Maske

Eine Gesichtsmaske mit Kamille wirkt beruhigend und entzündungshemmend. 30 Gramm weiße Tonerde werden mit etwas Kamillentee zu einer breiigen Masse gerührt und aufgetragen. Wenn nach etwa einer Viertelstunde die Haut zu spannen beginnt, sollte die Maske entfernt werden. Waschen Sie Ihr Gesicht sorgfältig, und entfernen Sie alle Maskenreste. Um die Wirkung der Maske zu verstärken, können Sie anschließend noch eine kamillenhaltige Creme oder Lotion auftragen.

Jogurt-Maske

Diese Maske hilft bei unreiner Haut und wirkt zugleich belebend. Tragen Sie zwei bis drei Esslöffel Vollmilchjogurt im Gesicht auf. Wenn der Jogurt trocken geworden ist, können Sie Ihr Gesicht zuerst mit Vollmilch, dann mit kaltem Wasser abwaschen. Natürlich können Sie die Jogurtmaske jederzeit mit der Zugabe einiger Tropfen ätherischen Öls variieren. Teebaumöl verstärkt den reinigenden Effekt, Rosmarinöl die belebende Wirkung.

Heilerde

Drei Esslöffel Heilerde werden mit etwas warmem Wasser verrührt. Anschließend wird der Brei auf die Haut aufgetragen. Nach etwa zwanzig Minuten kann die getrocknete Heilerde mit reichlich warmem Wasser abgewaschen werden.

Arnika

Sie bekommen Arnikatinktur in der Apotheke oder stellen sie selbst her. Getrocknete Arnikablüten werden mit 70-prozentigem Alkohol im Verhältnis eins zu zehn angesetzt. Nach zwei Wochen wird die Mischung abgeseiht, nach weiteren zehn Tagen gefiltert. Die Tinktur wirkt entzündungshemmend und kann tropfenweise einer Maske zugefügt werden. Oder Sie geben einige Tropfen Tinktur in Wasser und befeuchten ein Tuch damit, das Sie dann auflegen. Am besten bewahren Sie diesen alkoholischen Arnikaauszug in einer dunklen Flasche und im Kühlschrank auf. So bleibt er noch einige Zeit verwendbar.

Ätherische Öle

Lavendelöl und Teebaumöl haben eine desinfizierende Wirkung. Sie können das Öl direkt auf die Pickel auftragen. Oder Sie mischen in eine neutrale Pflegecreme oder Lotion etwas Öl. Für 100 Milliliter genügen etwa 15 Tropfen. Achten Sie darauf, bei den ätherischen Ölen nur kontrollierte und qualitativ hochwertige Produkte zu kaufen, beispielsweise im Reformhaus.

Tonerde

Zur Beruhigung der Haut ist essigsaure Tonerde hilfreich. In einen langsam erwärmten Esslöffel Sonnenblumenöl werden zwei Esslöffel essigsaure Tonerde eingerührt. Diese Mischung wird auf die gereizten Hautpartien aufgetragen. Nach einer halben Stunde wird die Haut mit lauwarmem Wasser vorsichtig gereinigt und getrocknet.

Ernährung

Unreine Haut kann immer auch ein Zeichen für falsche oder einseitige Ernährung sein. Achten Sie – vor allem in stressreichen Zeiten – auf eine ausgewogene, vitamin- und mineralstoffreiche Ernährung. Verzichten Sie auf Schokolade.

Augen

Die Augen werden besonders durch langes Fernsehen und Computertätigkeit stark beansprucht. Auch wenig Schlaf bleibt nicht ohne sichtbare Wirkung. Hier schaffen die schnell hergestellten und preiswerten Hausmittel Abhilfe.

Kompressen

Bei übermüdeten Augen helfen verschiedene Augenkompressen mit schwarzem Tee und anderen Heilkräutern. Beruhigend wirken dagegen Wattepads, die mit Rosen- oder Lavendelwasser getränkt sind.

Heilkräuter

Fenchel- und Lindenblüten sind besonders geeignet für Augenkompressen. Zwei Teelöffel der Kräuter werden mit einem Viertelliter Wasser überbrüht. Nach 20 Minuten wird der Tee abgeseiht und kann, nachdem er abgekühlt ist, zum Tränken einer Auflage verwendet werden.

Kartoffeln

Auch ein Brei von drei rohen, geriebenen Kartoffeln wirkt abschwellend. Das kühlende Mus wird auf kleine Tücher oder Mullbinden aufgetragen und auf die geschlossenen Lider gelegt. Nach drei bis fünf Minuten kann die Auflage erneuert werden, bis die Beschwerden abgeklungen sind.

Rizinusöl

Rizinusöl gilt als Schönheitsmittel für Augen und Wimpern. Die Augen strahlen besonders, wenn vor dem Schlafengehen rundherum einige Tropfen Rizinusöl aufgetragen werden. Ebenso sollen die Wimpern durch das Bestreichen mit dem Öl wachsen und länger werden.

Hände und Nägel

Obwohl gerade die Hände häufig wahren Strapazen ausgesetzt sind, werden sie bei der Pflege oft vernachlässigt. Dabei werden die Belastungen hier besonders rasch sichtbar, und einfache Mittel können schnell abhelfen.

Handschuhe

Die Fingernägel werden oft bei Kälte brüchig und in der Folge von Pilzinfektionen befallen. Daher sollten Sie schon ab Null Grad Handschuhe tragen, um die Kälteschäden zu vermeiden.

Olivenöl

Zur Festigung der Nägel kann abends etwas lauwarmes Olivenöl vermischt mit Zitronensaft aufgetragen werden. Diese heilsame Anwendung sollte über Nacht einwirken. Zum Schutz können Baumwollhandschuhe getragen werden.

Ölmassagen

Wenn Ihre Nägel leicht abbrechen oder einreißen, sollten Sie diese ebenso wie auch die Nagelhaut abends vor dem Schlafengehen mit etwas Oliven-, Jojoba- oder Nachtkerzenöl einreiben.

Handcreme

Mit der Heilkraft von Kamille und dem Duft von Lavendel können Sie eine wirksame Handcreme herstellen. 300 Milliliter Vaseline werden in einem Topf im Wasserbad erhitzt. Dann wird ungefähr eine Tasse der zu gleichen Teilen gemischten Blüten eingerührt. Unter gelegentlichem Umrühren sollte die abgedeckte Mischung eine Stunde lang köcheln. Nach dem Abkühlen wird das Ganze abgeseiht, wobei die Blüten ausgepresst werden, um das ätherische Öl zu erhalten. Die in Töpfchen abgefüllte Creme sollte sparsam auf die Hände aufgetragen werden.

Beine und Füße

Meistens umfasst die Schönheitspflege Gesicht, Hals, Haare und Hände, doch dann ist Schluss. Die überstrapazierten Beine und Füße werden gerne vergessen. Wer jedoch den ganzen Tag in geschlossenen Schuhen steht oder läuft, merkt die Anstrengung an geschwollenen und schmerzenden Beinen und Füßen.

Buchweizen

Wenn Ihnen nach einem langen Tag geschwollene Beine zu schaffen machen, kann Buchweizenkraut dabei helfen, die Wasseransammlungen im Gewebe auszuschwemmen. Ein Esslöffel des Krauts wird mit einem Viertelliter kochendem Wasser überbrüht. Nach einer Viertelstunde kann der Sud abgeseiht werden. Der Tee kann über einige Wochen kurmäßig getrunken werden. Dann sollte man ihn allerdings für einige Zeit absetzen, da sonst eine Art Gewöhnungseffekt auftritt und die Wirkung ausbleibt.

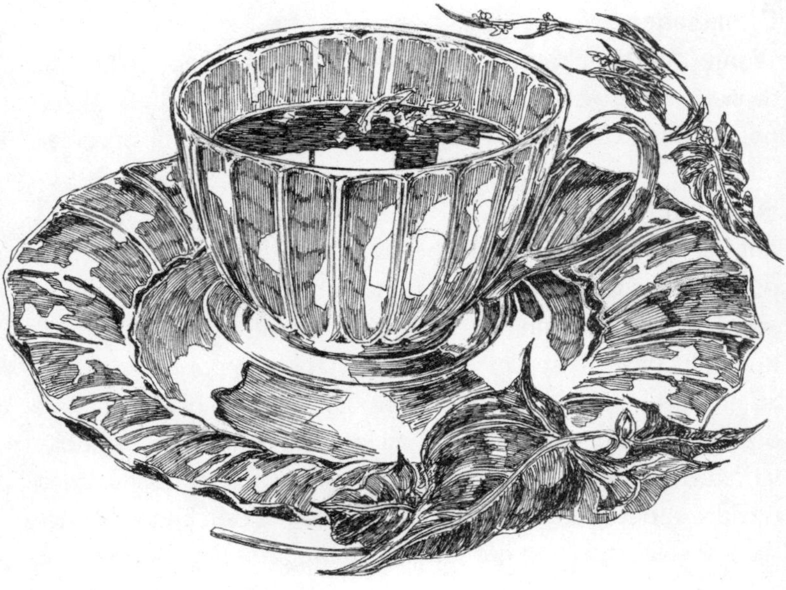

Wassertreten

Wassertreten ist ein geeignetes Mittel, um die Beinvenen zu stärken. Füllen Sie dafür die Badewanne mit 16 bis 18 Grad warmem Wasser. Ziehen Sie bei jedem Schritt das Bein ganz aus dem Wasser, bevor Sie es wieder von neuem eintauchen.

Ätherische Öle

Bei schweren Beinen ist ein Fußbad mit ätherischen Ölen sehr wohltuend. Geben Sie einige Tropfen Lavendel-, Rosmarin- oder Teebaumöl mit etwa 50 Gramm Meersalz in die mit warmem Wasser gefüllte Schüssel oder Wanne, und baden Sie die Beine darin eine gute Viertelstunde.

Durchblutung fördern

Am besten beginnt die Fuß- und Beinpflege noch morgens vor dem Aufstehen. Auf dem Rücken liegend die Beine hochnehmen und die Füße kreisen lassen. Mit einer mittelharten Bürste morgens und abends die Füße massieren. Beim morgendlichen Duschen fördern kalt-warme Wechselduschen, vor allem der Beine, die Durchblutung des Gewebes und somit eine Kräftigung. Schließen Sie die Anwendung immer mit einer kalten Duscheinheit ab.

Hornhaut

Der lästigen und besonders bei Seidenstrümpfen störenden Hornhaut können Sie durch Einreiben mit Buttermilch oder Olivenöl entgegenwirken.

Schuhe

Das Schuhwerk spielt eine entscheidende Rolle für gesunde und schöne Füße und Beine. Die Schuhform sollte am besten der Fußform angepasst sein, sodass keine drückenden und reibenden Stellen entstehen können.

Haarpflege

Allein mit pflegendem Shampoo und Waschen ist es meist nicht getan. Für gesundes, kräftiges Haar, das glänzt und Volumen hat, sorgen Spülungen und Packungen mit den verschiedensten Wirkstoffen aus der Natur.

Süßmandel

Süßmandel-Öl besitzt haarpflegende Eigenschaften. Es macht sprödes Haar samtweich, schützt vor Umweltgiften und liefert wertvolle Nährstoffe für trockenes Haar.

Birke

Mit Birkensaft kann die Kopfhaut zur besseren Durchblutung eingerieben werden. Einen schöneren Glanz erhalten die Haare, wenn sie mit Birkenblättertee gewaschen werden.

Heilkräuter-Packungen

Haarwuchsfördernd ist eine Packung mit Brennnesseln oder Walnussblättern. Sie sollte über Nacht einwirken und am nächsten Morgen ausgewaschen werden.

Essig-Spülung

Für glänzendes und kräftiges Haar spülen Sie nach der Wäsche mit verdünntem Apfelessig. Sie können die Spülung einige Minuten wirken lassen und dann ausspülen. Oder Sie lassen Ihr Haar einfach trocknen.

Milch

Besonders seidig wird das Haar, wenn Sie es hin und wieder mit Milch spülen. Reiben Sie die Milch ins handtuchfeuchte Haar. Nach einer Einwirkzeit von etwa 15 Minuten spülen Sie mit klarem Wasser gründlich nach.

Schwarzer Tee

Für glänzendes Haar sorgen regelmäßige Spülungen mit schwarzem Tee. Bereiten Sie etwa einen Liter Tee zu und lassen ihn abkühlen. Nach der Wäsche die Haare damit übergießen.

Bier

Ein altes Hausmittel bei dünnem und sprödem Haar ist ein Glas Bier. Massieren Sie die Hälfte nach dem Waschen in die Kopfhaut ein. Nach einer Viertelstunde waschen Sie das Bier mit warmem Wasser aus. Dann massieren Sie den Rest ein. Am besten spülen Sie es dann nicht aus, sondern lassen die Haare trocknen. Oder Sie verrühren ein Ei und zwei Esslöffel Bier. Tragen Sie die Mischung auf, und lassen Sie sie etwa 15 Minuten einwirken. Anschließend waschen Sie die Haare gründlich mit klarem Wasser aus.

Ölkur

Wenn das Haar durch Sonne und Meerwasser sehr angegriffen ist, kann eine Ölkur wohltuend wirken. Wahlweise kann ein Esslöffel Oliven-, Mandel- oder Avocadoöl erwärmt und sorgfältig in das angetrocknete Haar und die Kopfhaut einmassiert werden. Geben Sie zuerst eine Plastikhaube und anschließend ein Handtuch über die Haare. Nach einer halben Stunde Einwirkzeit kann die Packung mit einem Shampoo gründlich ausgewaschen werden.

Heilkräuter-Spülung

Bei fettigem Haar sollten Sie die folgende Spülung probieren: Thymian, Zinnkraut und Rosmarin werden zu gleichen Teilen gemischt. Übergießen Sie einen Esslöffel der Kräuter mit einer Tasse kochendem Wasser. Nach zehn Minuten können Sie die Mischung abseihen. Der Sud wird nach dem Waschen aufgetragen und einmassiert. Waschen Sie die Spülung nicht aus.

Haarausfall

Haarausfall muss nicht immer besorgniserregend sein und kann die unterschiedlichsten Ursachen haben. Krankheiten, radikale Diäten, falsche Haarpflege oder hormonelle Störungen können einen vorübergehenden Haarausfall zur Folge haben.

Ernährung

Manchmal kann eine falsche Ernährung Ursache von Haarausfall sein – ein Zeichen für Vitamin – vor allem B-Vitamine- und Mineralstoffmangel. Wenn die Schäden nicht zu weit fortgeschritten sind, kann das Haar bei regelmäßiger Rohkost wie Obst, Salat, Nüssen und gedünstetem Gemüse wieder nachwachsen.

Massage

Massieren Sie morgens nach dem Duschen und abends vor dem Schlafengehen Ihre Kopfhaut, besonders an den bereits gelichteten Stellen. Setzen Sie die Fingerkuppen mit leichtem Druck an, und gehen Sie in kreisende Bewegungen über.

Chinesische Heilkunst

In der chinesischen Medizin gelten die Nieren als »Wurzel des Lebens«. Nach der traditionellen Heilslehre ist Haarausfall sowie schlecht wachsendes, stumpfes Haar ein Zeichen von Nierenerkrankungen. Sie können sich selbst durch bestimmte Übungen und Druckmassage helfen, wenn Sie sich der chinesischen Heilmethode anvertrauen.

Zitronen

Bei Haarausfall und Kopfschuppen haben sich tägliche Einreibungen mit frisch gepresstem Zitronensaft bewährt. Nach jeder Haarwäsche sollte der Saft einiger Zitronen in die Kopfhaut sanft eingerieben werden. Nicht ausspülen!

Schuppen

Die kleinen weißen Hautschüppchen können aus den unterschiedlichsten Gründen entstehen. Mangelhaftes Auswaschen des Shampoos, eine Unverträglichkeit gegen Haarpflegeprodukte sowie seelische Probleme können für Schuppen verantwortlich sein. Jüngere Forschungsergebnisse schließen auch einen Pilzbefall der Kopfhaut als mögliche Ursache nicht aus.

Lapacho-Spülung

Bei Schuppen eignet sich hervorragend eine Spülung mit einem Absud aus der Rinde des Lapachobaumes, der bei den Indianern Südamerikas schon lange als Heilmittel gilt. In einen halben Liter kochendes Wasser werden zwei Esslöffel der Rinde gegeben. Die Flüssigkeit sollte so lange köcheln, bis sie sich um ein Drittel reduziert hat. Mit dem abgekühlten Absud sollten Sie die Kopfhaut nach der Haarwäsche kräftig einreiben. Lassen Sie die Flüssigkeit einige Minuten einwirken, dann können Sie die Spülung mit kaltem Wasser auswaschen.

Essig-Packung

Ein Kopfwickel mit Heilessig ist wirksam bei Schuppen. Reiner Apfelessig wird erwärmt und sorgfältig auf der Kopfhaut verteilt. Der Kopf wird mit einem warmen Tuch fest umhüllt. So kann der Heilessig gut einwirken. Nach etwa einer Stunde muss er wieder gründlich ausgewaschen werden.

Ätherische Öle

Sie können auch vor der Haarwäsche mit ätherischen Ölen den Schuppen entgegenwirken. Massieren Sie eine Mischung von zwei Esslöffeln Mandel- und sechs Tropfen Rosmarinöl gut in die Kopfhaut ein. Anschließend können Sie die Haare waschen. Verwenden Sie ein Shampoo, das die Haut nicht austrocknet.

Über dieses Buch

Die Autorinnen

Michaela Mohr arbeitete nach dem Studium in einer Medienagentur. Seit mehreren Jahren ist sie als freie Redakteurin, vor allem im Bereich Gesundheit, für verschiedene Verlage tätig. Daneben publiziert sie als Autorin und Herausgeberin im Sachbuch- und Ratgeberbereich.
Ursula Mohr hat als Autorin und Herausgeberin zusammen mit Michaela Mohr bereits mehrere Bücher im Bereich Gesundheit, Naturheilkunde und Homöopathie veröffentlicht.

Haftungsausschluss

Impressum

Weltbild Buchverlag, Augsburg

Redaktion: Susanne Haffner · Köln,
Ute Kleiner · Waldshut-Tiengen
Umschlag: Peter Gross · München
Illustrationen: Beate Brömse · München
Layout: Nina Engel
DTP/Satz: Dirk Risch · München
Reproduktion: Uhl + Massopust · Aalen
Druck und Bindung: Clausen & Bosse · Leck

Gedruckt auf chlorfrei gebleichtem Papier

Printed in Germany

ISBN 3-89604-749-3

Stichwortverzeichnis